絵でひも解く脳と神経

ケアがわかる病態生理のエッセンス

著 久松正樹

南江堂

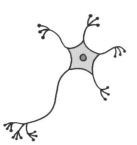
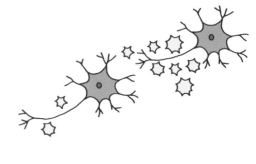

はじめに

　これからはスペシャリストの時代になると助言を受けて，脳神経外科の専門病院へ就職を決めたのがもう20年以上も前の話です．脳神経外科の集中治療室や脳卒中ケアユニット，回復期リハビリテーション病棟などで勤務する中でいろんな患者さんやスタッフと出会い多くの経験をしてきました．その中で培った知識や技術を伝えるために，依頼を受けては全国を飛び回り，脳神経外科病棟で勤務する最前線の看護師や時にはセラピストとも対面でお話をしてきました．そこで出会う多くの人のニーズは，自分達が行っていることは本当に正しいことなのか？　実際の臨床ではどんなことをしているか？　そんな臨床の疑問を知ることと教科書には書かれていない知識と経験を聞くことでした．

　教科書では基本的なことしか書かれていません．しかし，臨床の看護師は基本よりもう少し踏み込んだ知識を知りたいのです．たとえば共同偏視（p.51参照）．言葉も，どんな所見かも，被殻出血では病巣をにらむ共同偏視が見られるという知識も持っています．ただ，前頭葉の出血や脳梗塞でも病巣をにらむような共同偏視が起きることもあります．そこに疑問の種があります．なぜか？　教科書にはあたかもすべての被殻出血で病巣をにらむような共同偏視が起きるというニュアンスで書かれてしまっています．ですが，それは違います．そうなる人もいれば，ならない人もいます．そこを理解するためには何が必要か？　それは脳を知ること，その機序を知ることです．

　数学の方程式や公式もなかなか覚えられないくらいの私ですから，教科書や参考書を読んだだけではすぐに理解することはできません．だからこそ，もっとわかりやすく，もっとかみ砕いて，皆がイメージしやすいように脳神経を伝えてきました．本書『絵でひも解く脳と神経』では主に2人の登場人物が出てきます．この登場人物の会話は実際に私が臨床で経験したことです．通常の教科書で書かれていて，学べることはそちらにお任せします．本書では，教科書に書かれていない，皆が知りたいもう少し先の知識を，少しだけかみ砕いて説明するようにしました．登場人物の一人になりきり，先輩看護師から教えてもらうような気持ちで読んでくれたらうれしいです．そして，本書を参考にもっともっと自分らしく，「自分ならこう伝えるな」「こんな例えのほうがわかりやすいかも！」なんて考えて，臨床の現場で学習会を開催してくれたら，執筆した者としては最高の気分です．

2024年5月

久松正樹

Contents

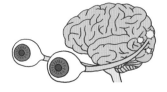

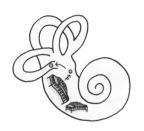
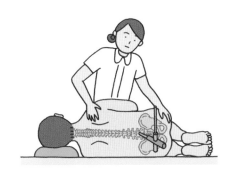

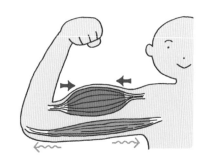

1 脳・神経の第一歩は意識のみかた

脳・神経をみるうえでまず大切なのは意識状態のアセスメントです．おなじみのJCS，GCSですが，意外にうまく使いこなせないという人も多いのではないでしょうか．まずは意識，認知，覚醒という言葉の意味を臨床的な観点から正確にとらえることが重要です．

JCS・GCSを使いこなすために言葉を正確にとらえよう

昨日から言っていたように今日から早速患者さんを受け持ってもらおうかな？

はい．今日の受け持ち患者さんは右麻痺のラクナ梗塞の患者ですね．

「まずは意識レベルと麻痺をチェックしてきて！」と，その前にまずは手元の参考書を見せてもらおうかな？

意識を評価するための基本ツール，JCS(表1)とGCS(表2)です📝．

📝JCS：Japan Coma Scale,
GCS：Glasgow Coma Scale

JCSとGCSは基本でもあり，またこれだけで十分なのよ．ただし，スケールのなかに書かれている言葉の意味を正確に理解していることが肝心だよ．

ぎくっ．確かに「覚醒」とか「開眼」とか，わかっているようで実は正確にわかっていないところがあります．

表1 ジャパンコーマスケール（JCS）
おもに日本で使用されている. 3-3-9度とも呼ばれる.

III.	刺激しても 覚醒しない	II.	刺激すると 覚醒する	I.	覚醒している
300	まったく動かない	30	痛み刺激で辛うじて開眼する	3	名前，生年月日が言えない
200	手足を少し動かしたり顔をしかめたりする（除脳硬直を含む）	20	大きな声，または体をゆさぶることにより開眼する	2	見当識障害あり
100	はらいのける動作をする	10	呼びかけで容易に開眼する	1	だいたい意識清明だが，今ひとつはっきりしない

表2 グラスゴーコーマスケール（GCS）
開眼（eye），言語機能（verbal），最良の運動機能（bestmotor）の3つを評価する. 世界で使用されている.

開眼機能（E）		言語機能（V）		最良運動機能（M）	
自発性に開眼する	4	だれか，どこか，いつかに答えられる	5	命令に従う	6
呼びかけで開眼する	3	会話に混乱がある	4	痛み刺激の場所に手足をもってくる	5
痛み刺激により開眼する	2	混乱した発語	3	痛み刺激から逃げる	4
開眼しない	1	言葉にならない声だけが出る	2	体を異常に曲げる	3
		言葉が出ない	1	四肢を伸ばした状態	2
				まったく動かない	1

「意識がある」ってどういう状態?

本題「意識のみかた」の前に，まず「意識とは何か」から考えてみましょう.
早速だけど"意識"って何かわかるかな?

正面から聞かれると案外答えられないですね……

まず"意識"と言われたら「覚醒」と「認知」の2つを考えるのよ.
ピラミッドで考えると，底辺が「覚醒」，その上に「認知」がある（図1）.

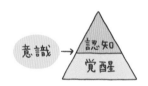

図1 意識には「覚醒」と「認知」があると考える

「意識がある」を掘り下げる①—JCS「覚醒」しているってどういう状態?

 「覚醒」と「認知」……そもそも「覚醒」ってなんだろう? たとえば「能力が覚醒する」というふうに使いますよね.

 ここはもっと単純に「覚醒」は「起きている状態」と考えるの.

 そうか,「起きているか」「眠っているか」の違いのことですね.

 ただ2つの区別はそう単純ではなくて,本人でなく他人が客観的にみて「起きている状態とはどういうことか」を判断しなければなりません.

 「目を開けているという状態」かどうか,というのは1つの判断ポイントになりそうですね……

 でもそれだけでは不十分. たとえば,目を閉じていても実は起きている場合もあるでしょう.

 たしかに. ではどう判断すればよいのでしょう?

 先に答えを言うけど,起きている状態とは「簡単な指示に従うことができること」と考えるよ(図2).

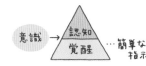

図2 「覚醒」は"簡単な指示に従うことができる"こと

「意識がある」を掘り下げる②—「簡単な指示」ってどういうこと?

 「簡単な指示に従うことができること」か. なんだか言葉の意味をもっと具体的に知りたくなってきました. では「簡単な指示」って実際にどういうことなのでしょう?

> よくある臨床の疑問? (1)

 よい質問です. 実はJCS「Ⅰ. 覚醒している」の文言のなかに答えがあります!(表3) なんと書いてありますか?

 えーと,「覚醒している」が3段階で「1:だいたい意識清明だが,今ひとつはっきりしない」「2:見当識がある」「3:名前,生年月日が言えない」…….

> よくある臨床の疑問?
>
> ## Q&A 1
>
> Q JCS「覚醒」とは何か?
> A 「簡単な指示」に従えること. 何かの文献で書かれているものではなく,一般的にそのように言われている.
>
> Q 「簡単な指示」とは具体的に何か?
> A 名前,生年月日が言えること.

表3 "簡単な指示"はJCSに書いてある
簡単な指示に従うとは「見当識」があり「名前」「生年月日」が言えること.

Ⅲ.	刺激しても覚醒しない	Ⅱ.	刺激すると覚醒する	Ⅰ.	覚醒している	
300	まったく動かない	30	痛み刺激で辛うじて開眼する	3	名前,生年月日が言えない	"簡単な指示"の内容
200	手足を少し動かしたり顔をしかめたりする(除脳硬直を含む)	20	大きな声,または体をゆさぶることにより開眼する	2	見当識障害あり	
100	はらいのける動作をする	10	呼びかけで容易に開眼する	1	だいたい意識清明だが,今ひとつはっきりしない	

つまり「3：名前，生年月日が言え」るかどうかと「見当識」があることを確かめることが簡単な指示となります．
では時々目を開けないで話している人がいますけど……それはどう考えますか？

よくある臨床の疑問❓(2)

またよい質問．目を開けているとめまいがして開けられない．絶対開けない．でもしっかりと答える．たとえば呼びかけで開眼したとします．実はその後が大事で，呼びかけ後15〜20秒程度自発的に開眼できるときは，JCSは1桁と考えます．

とすると，JCSの場合，同じ人をみてもJCS100と表現する人も0と表現する人もいるかもしれませんね．

JCS100としたらとても重症となるし，0であれば問題なしとなるし，人によってこれだけ評価の差があるとすれば，JCSの使いかたにはやや注意が必要ですね．
誤解が生じないようにするため，看護記録によって補足するのも1つの手です．たとえば「めまいがあり開眼にて気分不快が生じる．質問事項には正答する」と書いておくと誤解が生じにくいよね．

よくある臨床の疑問❓

Q&A 2

Q 意識レベルを評価するときに眼を開けないで話をする人がいる．どのように考えたらよいか？

A 確かにめまいなどがあったりすると閉眼しながら質問に返答してくれる人がいる．その後自発的に開眼を持続できるかをみることが大事で，自発的に開眼する時間が15〜20秒程度あればJCS1桁と考える．点数だけではなくてその理由なども看護記録に記載するとよい．

認知しているってどういうこと？―人間らしい高次機能

では話を戻して，意識のうちのもう1つの要素―「認知」って何でしょうか？
まず簡単にいうと「状況を認識していること」というふうに考えます（図3）．
細かく言うと「外からの情報を脳で処理をして，それに対する表出を行う」一連の流れ動作を「認知」と考えます．
あくまで外からの情報を知覚するだけの「覚醒」と比較すると，「認知」は対象を認識する程度や反応する程度に大きな差があります．
その意味では，「認知」は「より人間らしい機能」「より高次な機能」と考えることができるため，「高次脳機能」と言うこともあります．
「覚醒」と「認知」のピラミッド（図3）からも想像できるように，「覚醒」という土台があって初めて「認知」（高次な機能）が発揮されます．
「認知」はのちの「脳の機能」📖でさらに理解が深まるはず．ここではまず「覚醒」だけをしっかり押さえておきましょう．

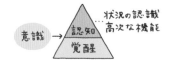

図3 認知機能はより高いレベルの脳の機能

📖p.139「視床出血を〜」参照

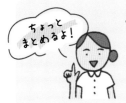

・意識を考えるときは2つを考える．1つは「覚醒」．もう1つは「認知」（下図）．ここ
で大事なのは「覚醒」！

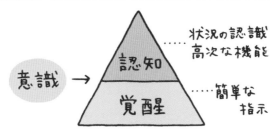

図 ▶ 意識のとらえかた

・JCSでの覚醒とは「簡単な指示に応えることができる」こと．JCSの表をみると「簡
単な指示」とは「名前，生年月日」が言えて「見当識」があることをいう．

JCSとGCS，どちらを使うとよいの？

意識を正しく評価するということは，脳神経においては最も重
要でもあり，最も基本的なこととも言えます．

そのため，JCSやGCSも正しく活用することが大事です．具
体的にいうと，施設内で誰がアセスメントしても同じ結果を導
けるようになることが一番重要です．

その面でJCSとGCSのどちらを使うとよりよいのかが気にな
りますが，結論から言うと，こちらを使ったほうがよい，とい
う明確な正解はありません．

全国的に，JCSだけを使っているところもあれば，GCSだけ
を使っているところもあり，また両方を使っているところもあ
ります．

ただし，外傷初療など救急領域や集中治療領域ではGCSを活
用していることが多く，またGCSは世界共通で，災害などの
際にGCSをもとに各国が協力し合うことができるという利点
があります．

JCSで何がわかる？

 JCSは日本で広く使われています．逆に言うと日本でしか使われていないといってもよい．JCSは，まずはベッドサイドで「患者さんが覚醒している状態か」を見ます📖．

📖p.3参照

 呼びかけで開眼しても，すぐに眠り込んでしまう場合は「覚醒している」とは言えない．といった話ですよね．

 そう．呼びかけ後，自発的に15〜20秒程度開眼するかどうかがポイントだよね．

さて，表4の四角く囲んでいる部分に注目してみて．JCS200📖は手足を少し動かしたり，顔をしかめたりするという表現になっています．これはいわゆる除脳硬直，除皮質硬直っていう特異な肢位のことを言っているの．

📖臨床では，「Ⅲ-200」という書きかたより「JCS200」という書きかたが多い．

表4 JCS200は除脳硬直と除皮質硬直を含む

Ⅲ.	刺激しても覚醒しない	Ⅱ.	刺激すると覚醒する	Ⅰ.	覚醒している
300	まったく動かない	30	痛み刺激で辛うじて開眼する	3	名前，生年月日が言えない
200	手足を少し動かしたり顔をしかめたりする（除脳硬直を含む）	20	大きな声，または体をゆさぶることにより開眼する	2	見当識障害あり
100	はらいのける動作をする	10	呼びかけで容易に開眼する	1	だいたい意識清明だが，今ひとつはっきりしない

 除脳硬直？　なんだか難しそうな言葉ですね．たしか教科書で見たことはありますが，よくは知りません．

 大丈夫．今の段階では，除皮質硬直よりも，除脳硬直のほうが重症のサイン（図4）ということさえ押さえておけば大丈夫．

よくある臨床の疑問❓ (3)

よくある臨床の疑問❓

Q&A 3

Q なぜ除脳硬直が重症になるのか？

A 除脳硬直肢位は中脳以下の障害にて生じると言われている．より生命の中枢に近いということから除皮質硬直より重症と判断される．

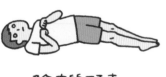

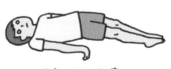

図4 除皮硬直と除脳硬直では除脳硬直のほうが重症

なぜ除脳硬直のほうが重症なのですか?

ついでにいえばJCS200という評価だけでは除皮質硬直か除脳硬直かがわからない点がポイントになります.
JCSが作られるまでは，昏迷，昏睡，深昏睡という言葉が使用されていたらしい．でもこれでは分類として大雑把でわかりづらいためJCSを作った人がいたわけです．本来の開発の意図を考えると，脳ヘルニアなどを察知するために作られていて，どちらかというと急性期に使用するのが正しい使い方です．
たとえば今は「JCS30になったら血腫除去の手術をしよう」なんていうようなガイドラインもあります.

そういえば回復期病棟で働いている同期がJCSを使用しているって言っていました.

よくある臨床の疑問❓ (4)

本来の使用方法とは違うから何とも言えないけどね．それを知ったうえで使用することが大事だと思うよ．さきほども言ったように施設ごとのルールがあるからね.

よくある臨床の疑問❓
Q&A **4**

Q JCSやGCSは回復期病棟などでも活用できるツールか?

A JCSやGCSはもともと急性期で手術の判断や脳ヘルニアを早期に発見したり，経時的に評価したりする目的で作られている．それを踏まえて活用するとよい.

GCSで何がわかる?─運動機能も評価する

意識評価ツールの代表的なもののひとつにGCS(表5)もあるよね．GCSは世界で使用されている意識評価ツールだよ．JCSは主に覚醒度を評価していたけど，GCSは運動機能も評価するのが特徴だよね.

表5 **GCSはイギリスで開発された意識評価ツール**
● 開眼(eye)，言語機能(verbal)，最良の運動機能(bestmotor)の3つを評価する. 世界で使用されている.

開眼機能(E)		言語機能(V)		最良運動機能(M)	
自発性に開眼する	4	だれか，どこか，いつかに答えられる	5	命令に従う	6
呼びかけで開眼する	3	会話に混乱がある	4	痛み刺激の場所に手足をもってくる	5
痛み刺激により開眼する	2	混乱した発語	3	痛み刺激から逃げる	4
開眼しない	1	言葉にならない声だけが出る	2	体を異常に曲げる	3
		言葉が出ない	1	四肢を伸ばした状態	2
				まったく動かない	1

JCSは主に覚醒度を評価して，GCSは運動機能も評価の一部に入れているのですね.

そう．開眼(E)，言語(V)，運動(M)の3つで評価し，「GCS：E4V5M6」とか「GCS：4.5.6」というような書きかたをします．特徴的なものがいくつかあるから説明するね.

開眼機能（E）について

まずはGCSでは覚醒ではなく「開眼」という表現をしています．つまり評価するときに目を開けていたらEは「4」と評価します．

言語機能（V）について

次に「言語機能」（表6）．「だれか？　どこか？　いつか？」に答えられることがVを「5」と評価する基準です．

① だれか？というのは「自分はだれか？」のほかに「あなたはだれか？」のこと．
② どこか？は「いまいる場所」のこと．
③ いつか？は「いま何月か？」のこと．

JCSで「生年月日」を聞くかわりに，GCSでは「記憶」的な部分を聞くことが多いです．「いつか」に応えられなければ「4」という判断となります．

表6 言語機能は「だれか？　どこか？　いつか？」に答えられることが基本
● 「だれか？」に関しては「自分はだれか？」のほか，「あなたはだれか？」も含まれる．
● 「だれか？　どこか？　いつか？」の1つでも答えられなければ「4」と判断．

開眼機能（E）		言語機能（V）		最良運動機能（M）	
自発性に開眼する	4	だれか，どこか，いつかに答えられる	5	命令に従う	6
呼びかけで開眼する	3	会話に混乱がある	4	痛み刺激の場所に手足をもってくる	5
痛み刺激により開眼する	2	混乱した発語	3	痛み刺激から逃げる	4
開眼しない	1	言葉にならない声だけが出る	2	体を異常に曲げる	3
		言葉が出ない	1	四肢を伸ばした状態	2
				まったく動かない	1

GCSは少し評価が明確のような気がしますね．

そうだね．「3」は単語レベルの言葉．たとえば「痛い」とか「暑い」とか．「2」は「う〜」とか「あ〜」とか言葉にならない声になるよ．

運動機能（M）について

GCSは運動機能も評価します（表7）.

ここで問題となるのが，運動機能のよいほうで評価するか，悪いほうで評価するかです.

麻痺がある場合，麻痺の悪化は脳機能の悪化と考えるため，つい悪いほうで評価すると考えがちですが，表に「最良運動機能」とあるように，実はよいほうの運動機能をみます.

よくある臨床の疑問? (5)

ところでGCS体操って知っていますか？　いまは，アジミ先生が考案したことからアジミ体操といいますが，運動機能評価にとても役に立ちます（図5）.

それぞれの動きができるかどうかで，M1〜M6を判断します.

おもしろいですね！　体のポーズで覚えるのですね

そう，動きが数字にみえて，とてもわかりやすいです．ちょっと「2」が微妙だけど（笑）.

よくある臨床の疑問?

Q&A 5

Q 麻痺の場合では悪化がないかを確認するが，GCSの運動機能でも悪化について確認するか？

A GCSでは，逆によいほうの運動機能をみて評価する.

表7　運動機能はよいほうで判断する

開眼機能（E）		言語機能（V）		最良運動機能（M）	
自発性に開眼する	4	だれか，どこか，いつかに答えられる	5	命令に従う	6
呼びかけで開眼する	3	会話に混乱がある	4	痛み刺激の場所に手足をもってくる	5
痛み刺激により開眼する	2	混乱した発語	3	痛み刺激から逃げる	4
開眼しない	1	言葉にならない声だけが出る	2	体を異常に曲げる	3
		言葉が出ない	1	四肢を伸ばした状態	2
				まったく動かない	1

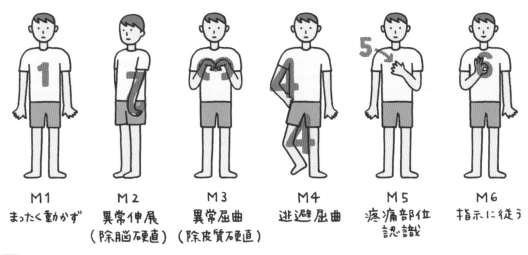

図5　アジミ体操

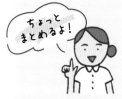

ちょっとまとめるよ！

・JCSは日本独自の急性期で使用される意識評価ツール．
・GCSは世界で使用されている意識評価ツール．運動機能も評価する．
・たとえば被殻出血の場合「CS でⅡ-20〜30 程度の意識障害を伴う場合は，定位的脳内血腫除去手術が勧められる」といったガイドラインもあるため，JCSで評価することのほうが脳神経の臨床ではよくある．
・一方で外傷初療ではGCSが使用されており，GCS 8点以下の場合，脳ヘルニアが切迫した状態と考える．
・どちらを使用するかは施設等によって異なるが，同じ施設内で共通した理解が必要であり，JCSやGCSが作られた背景を把握しその特徴を踏まえて評価することが重要である．

感覚の入力—刺激が覚醒にとって大事なワケ

「足が痛い」ってどういうこと？

たとえば足つぼマッサージなんかに行くと，足の裏が痛いと感じるでしょう．でもこれは厳密にいうと，足の裏が痛いのではなくて，痛いのは足の裏ですよって脳が教えているのよ（図6）．

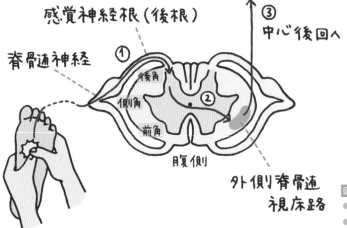

図6　痛みが伝わる経路
● ①痛覚・温覚は脊髄の後角から入力．
● ②すぐに反対側に移動して脳へ上行する．
● ③ゴール地点は中心後回．

感覚の入力の経路をもう少し詳しく説明すると，足の裏からの刺激は，脊髄神経を通って，感覚神経根（後根）を通り，脊髄の後角部から反対側へ移動します．
移動した場所は外側脊髄視床路．そこから視床を経由して脳まで達するのです.

p.137「9. 視床出血を〜」参照

中心後回ってなに?

 「視床……？ ちょっとわからないよ」という人は，ひとまずパスして，ここでは感覚が脳まで達するところ「中心後回」という言葉を覚えてほしい．図7をみてみましょう．

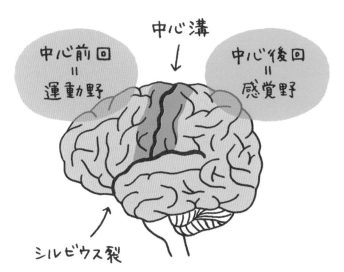

図7 中心後回の場所
● 中心後回は中心溝を挟んで後側，頭頂葉にある．
● 中心後回は別名「一次感覚野」（単に「感覚野」）ともいう．

 脳の前と後ろを分ける深い溝が中心溝で，その中心溝の後側が中心後回．
「どこが痛い」とか「どこが冷たい」とかの感覚はこの中心後回で感じています．
「足の裏が痛い」って感じている脳というのは具体的にこの中心後回のことをいいます．

外側脊髄視床路ってなに?

外側脊髄視床路は,脳幹部(脳幹部では脊髄毛帯という名前)を中心後回に向かって上行していきます(図9).

途中で視床を経由するため,外側脊髄視床路は感覚を伝えるための専用道路といえます.

この外側脊髄視床路の近くに網様体と呼ばれるものがあります.

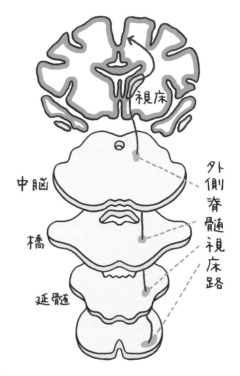

図9 外側脊髄視床路は感覚を脳へ伝える専用道路
- 外側脊髄視床路は脊髄の外側部を視床に向かって通る路.
- この路が障害を受けると感覚障害が起こる.

網様体ってなに?

網様体とは,簡単にいうと神経線維や神経細胞が網状に見えるところです.

さっきの脊髄視床路と近い位置にあり連携もしています📖.

感覚が入力されないと,この網様体も刺激を受けません.そのため,刺激の少ない環境にいると眠くなったりします.

この網様体に働きかけるために,常にいろんな刺激を入力してあげることが必要です.

網様体はどちらかというと脳幹部の後側に位置しています(図10).

📖**網様体の役割3つ**

- 大脳皮質と連携して覚醒状態を維持する.
- 錐体外路と連携して筋肉の緊張や調整に働く.
- 自律神経と連携する.

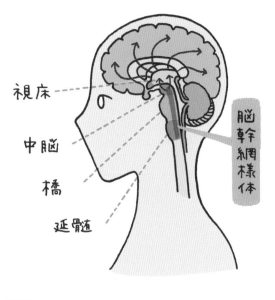

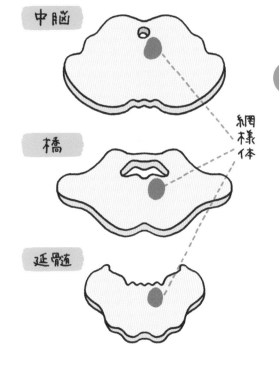

図10 網様体の位置と機能
- 網様体は脳幹の後側にある.
- 網様体と(外側)脊髄視床路は連携している.
- 感覚の入力がなくなると網様体は活性化しない.

 網様体に伝わった刺激は「視床」を介して大脳全体に伝達されます. だから覚醒状態が維持されるのです.
急性期を脱したら, このように意識状態をよくするために刺激を与えることはとても重要です. 同じように高次脳機能障害の患者さんの看護を考えるうえでとても重要なことです.

2 手の動きがわるい？
運動機能と麻痺のみかた

臨床にいると運動麻痺の患者さんがいっぱいいます．手に強い麻痺，足に強い麻痺，ダラーッとした麻痺や筋肉が緊張している患者さんもいます．それはいったいなぜなのでしょうか？
まずはなぜ麻痺が起きるのか？　「錐体路」をキーワードに考えていきます．

麻痺の正確なみかたを知っておく

　それでは麻痺の患者さんの運動機能のチェックをしてもらうよ．大丈夫かな？

　ちょっと緊張しますが行ってきます．事前にテキスト（表1）をチェックして，と．

表1 徒手筋力テスト（MMT📄）　　　　　　　　　　　📄MMT：Manual Muscle Test

5	強い抵抗を加えても，運動域全体にわたって動かせる
4	抵抗を加えても，運動域全体にわたって動かせる
3	抵抗を加えなければ，重力に抗して，運動域全体にわたって動かせる
2	重力を除去すれば，運動域全体にわたって動かせる
1	筋肉の収縮がわずかに確認されるだけで，関節運動は起こらない
0	筋肉の収縮はまったくみられない

　患者さんはどうだった？

　やっぱりチェックに時間がかかりすぎてしまいました．検査の結果は，変わりはなかったと思います．右の上肢はMMTで5/5，左の上肢がMMT4/5でした．

　そうですか．前日との変化はなしだね．ところでMMTって何か知っているかな？

　MMTは麻痺を見るための評価ツールって聞きました．

　実は厳密にいうとMMTは筋肉の強さをみるための評価．だから麻痺の評価ではないんだよ．
表現の仕方としては0〜5までの6段階で評価している．そしてたとえば私の病院では5が「正常」，0が「まったく動かない」と評価することになっているよ．

その評価方法は全国共通なんですか？

いいや違う．後で説明するけどNIHSSで麻痺を評価して表現しているところもある．重要なのはその施設で共通する評価方法が共有されていることです．
では具体的な評価方法をみていきましょう．

まずは上肢—いちばん辛い位置に腕を保持する

まず手の麻痺の観察から．何を観察するとよいですか？

バレーサインです．国家試験にも出ていました．麻痺側は下垂しながら回内する．

どのような方法で検査しましたか？

端坐位になってもらい，「前にならえ」の姿勢で両手のひらを上に向けてもらいました（図1）．

「前にならえ」の姿勢で両手のひらを上に向けることには，専門的には「肩関節を屈曲位にして，肘を伸展させる，前腕を回外位にして手指を伸展位にする」という人にとっていちばん辛い状況にして，わずかな変化をみるという意味があります．これが本当のバレーサインの見方です．だから，腕を下垂させて回内するのをみることも大事なんだけど，ついでに指が屈曲位にならないか，などもみるとよいでしょう．

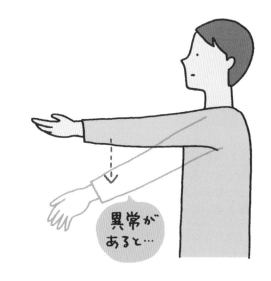

図1 バレーサインのみかた
- 端坐位
- 腕が肩の位置で水平
- 肘はまっすぐ
- 手のひらが上向き

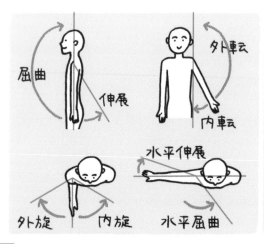

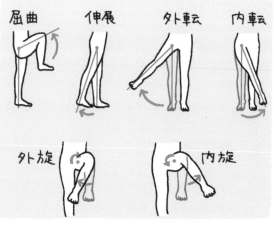

図2 上肢・下肢の関節可動域
まずは上肢各関節の屈曲，伸展　下肢各関節の屈曲，伸展が大まかにどのような動きかを覚える．
これらを覚えると，PTやOTが話していることが少し理解できる．はじめは角度まで覚える必要はない．

いちばん保持が難しい方法で行うことが大事なんですね. そういえば, 患者さんにベッド上に寝てもらってバレーサインをみている先輩看護師もいました.

よくある臨床の疑問❓ (6)

端坐位の場合, 「前にならえ」のような姿勢を保持する必要があるけど, 同じ姿勢でも寝たままだといちばん辛い方法じゃないかもしれません. そこを理解しているかが重要で, 参考にしてほしいのがNIHSS📖 (表2)だよ.

表2 NIHSS 上肢
- 脳梗塞, 脳出血, くも膜下出血など, 脳卒中の神経学的重症度を評価するスケール.
- バレーサインをみる際, NIHSSの「5.上肢」「6.下肢(表3)」の運動項目が参考になる.
- NIHSSを正確に評価するには高度な技術が必要であるが, 基本を覚えてからで十分.

5. 上肢の運動(右) ＊仰臥位のときは45度右上肢 □9：切断，関節癒合	□0：90度を10秒保持可能(下垂なし) □1：90度を保持できるが，10秒以内に下垂 □2：90度の挙上または保持ができない □3：垂力に抗して動かない □4：まったく動きがみられない
上肢の運動(左) ＊仰臥位のときは45度左上肢 □9：切断，関節癒合	□0：90度を10秒保持可能(下垂なし) □1：90度を保持できるが，10秒以内に下垂 □2：90度の挙上または保持ができない □3：重力に抗して動かない □4：まったく動きがみられない

NIHSSでは, 上肢の麻痺の見方で坐位のときは90度, 仰臥位のときは45度にして観察するとされています. つまり, 仰臥位では45度くらいがいちばん筋肉に負荷がかかっています. 寝ながらバレーサインをみるときは手をまっすぐ伸ばしてはダメで, 斜め(45度)にする必要があるということになります.

次に下肢—仰臥位ではミンガッチーニ試験が便利

下肢のバレーサインって, 本来はうつ伏せ(伏臥位)でやらなきゃいけないんですよね.

よくある臨床の疑問❓ (7)

よくある臨床の疑問❓

Q&A 6

Q 上肢のバレーサインの正しいみかたはどのような方法か?

A 本来は端坐位で行う. ただ臨床では端坐位が難しい患者さんも多くいる. そのようなときは通常のバレーサインを参考にベッド上で行う場合がある(NIHSSを参照).

📖NIHSS：National Institutes of Health Stroke Scale

よくある臨床の疑問❓

Q&A 7

Q 下肢のバレーサインは, どのように観察するか?

A 下肢のバレーサインをみることは難しく, 臨床ではほとんど行われていない. 下肢の麻痺を見る場合, 臨床ではミンガッチーニ徴候がよく使われる.

表3 NIHSS　下肢
下肢のバレーサインは，うつ伏せになる必要があり，現実的に実施することは難しい．

6. 下肢の運動（右） □9：切断，関節癒合	□0：30度を5秒間保持できる（下垂なし） □1：30度を保持できるが，5秒以内に下垂 □2：重力に抗して動きがみられる □3：重力に抗して動かない □4：まったく動きがみられない
下肢の運動（左） □9：切断，関節癒合	□0：30度を5秒間保持できる（下垂なし） □1：30度を保持できるが，5秒以内に下垂 □2：重力に抗して動きがみられる □3：重力に抗して動かない □4：まったく動きがみられない

 そのとおり．ただ実際のところ，脳卒中の患者さんにうつ伏せ（伏臥位）になってもらうのは現実的ではありません．だから仰臥位のまま下肢を挙上してもらうの．ミンガッチーニ試験（図3）といいます．ミンガッチーニさんはイタリアの人です．

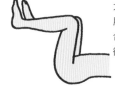

大腿・下腿が左図の肢位を維持できる場合はミンガッチーニ徴候が「ない」とする．

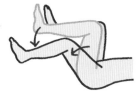

麻痺側の大腿・下腿がともに下降する場合はミンガッチーニ徴候が「ある」とする．

図3 ミンガッチーニ試験
臨床ではミンガッチーニ試験のほうが適している．
なお，ミンガッチーニの両足挙上も難しいため片足ずつ評価する施設もある．

 あんまり言うと混乱するから言っていないんだけど，さっき説明した上肢のバレーサインってあったよね．本来あれはバレーサインとはいえません．
というのも，実際にはミンガッチーニさんが考えた方法で，上肢の運動機能評価は「両上肢を挙上させて，手背を上にして診察するとよい」と説明されていました．
その説明をバレーさんが論文中で引用して伝えたところ，いつのまにか，バレーさんが考えたバレーサインということにされてしまったんです．方法自体も長い歴史の中で少しずつ変化し，現在の形となったんです．

 そうなんですね．それではこれから上肢の運動機能をみるときは，「上肢のミンガッチーニ徴候」と言わなければいけないですね．

 いやいや，いまはもうバレーサインで通じてしまうから，そのままバレーサインと呼んで大丈夫です．
そんな背景があるっていう程度でいいんじゃないかな．

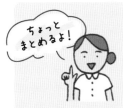

- 臨床でよく間違えられるけど，MMTは麻痺を評価するものではなく，MMTは筋力の評価を行うもの.
- ただし実際の臨床ではMMTやNIHSSを参考に麻痺の評価をしている.
- 医師と看護師との間で共通認識をもって評価することが重要.
- NIHSSは絶対に正しい方法が求められているから深い知識が必要.

ちょっと
まとめるよ！

他にもある麻痺をみる方法

上肢（図4）

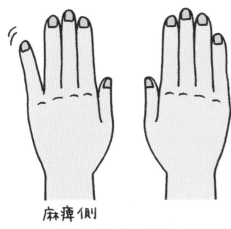

麻痺側

第5指徴候：麻痺側の第5手指が外側にそれると麻痺あり.

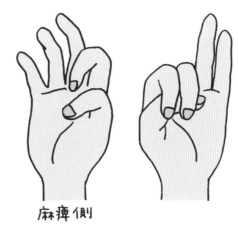

麻痺側

指折り試験：両上肢の指を一緒に1本ずつ折っていく．次に開いてもらう．麻痺側は1本1本独立した動きができない.

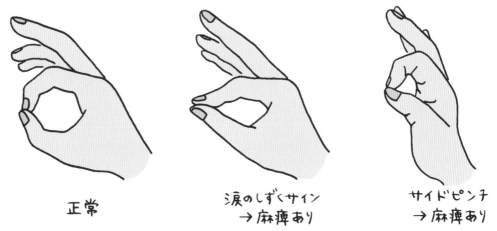

正常　　　涙のしずくサイン　　サイドピンチ
　　　　　→麻痺あり　　　　→麻痺あり

OKマーク：両手でOKマークをつくってもらう．麻痺があるときれいな丸がつくれない.

図4　麻痺をみる方法

下肢（図5）

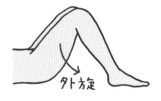
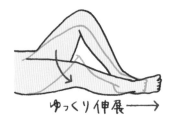

図5 膝落下試験
膝落下試験：両膝を立てて保持してもらう.
麻痺があると外旋するかゆっくり伸展する動きがみられる.

その他（図6）

 口唇を閉じる

 口蓋に舌先をつける

 口蓋の奥に舌の付け根付近をつける

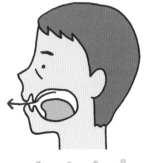

パ・パ・パ・パ…

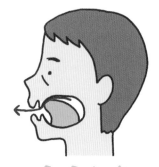

タ・タ・タ・タ…

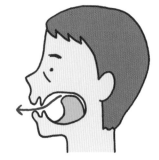

カ・カ・カ・カ…

麻痺がある場合，上下の唇が付かない.

麻痺がある場合，舌の先が上あごに付かない.

麻痺がある場合，舌の後方が上あごに付かない.

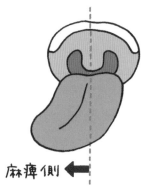

舌を出してもらうと麻痺側へ曲がってしまう.

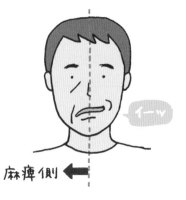

イーっと言ってもらう．麻痺側はシワができない．イーっと言うことで健側の口角は上がるため，麻痺側は相対的に下がって見える.

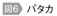 パタカ

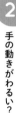

（患者さんに向かって）手足の動きをテストさせてください．
何度も同じ検査をさせてもらってすみません．
だけど運動の機能を評価することで，脳に異常が出ていないかもわかることがあるんです．

ベッド上端坐位となって，上肢の麻痺を観察

・手のひらを上に向けてください．両腕をまっすぐ前ならえの姿勢にしてください．
・この位置（誘導してあげる）で10秒ほど眼を閉じてもらいます．
・それでは眼を開けてみてください．私の手を力いっぱい握ってみてください（握力の左右差を感じてみる）．
・次に1から10まで数えるので，両手同時に親指から順番に指を折ってみてください．「1・2・3・4・・・・」
・両手の指でOKマークは作れますか？　それでは親指と中指でOKマーク，次に薬指と親指．最後は小指と親指はできますか？
・このまま顔の動きもみますね．まずは「パ・タ・カ」って言えますか？（舌の動きや口唇の動き）
　舌（した）はべーって出すことはできますか？
・舌の力で頬っぺたの内側を押してみてください．すみません．外側から指で押してみますのでそれに負けないように押し返して下さい（舌で押された頬部ふくらみを確認，そのほか検者の指で押し返してみる）．
・イーって言ってみてください（口角の下垂を確認する）．
・そのまま足踏みできますか？（下肢の上げ具合を確認する）
・足首の動きはどうですか？
・それでは一度横になってもらっていいですか？　寝た状態で足の動きを確認します．
・まずは膝を立てることはできますか？　そのまま動かないようにしてください．
・腰を痛めてしまいますので，片足ずつでかまわないので足を上げてください．膝を曲げたまま足を上げます．
・次は反対側です（両下肢の挙上の高さを比較する）．

ありがとうございました．いつもと違うところはありましたか？　とても大事な検査なのでこれからも協力をお願いします．

素晴らしい！　これだけこまかくみることができたらとてもいいね．患者さんは毎日同じような検査を受けているから「またか」なんて思っているかもしれないからね．
検査の重要さを説明できたこと，検査への協力に感謝を示していたこともよかったです．

新人や新任者の方へ

● 同期や友人に協力してもらい模擬患者に見立てて練習をするとスムーズに質問できるようになります．
● 慣れてくると，改めて検査を行うのではなく，日常生活の介助や援助の最中に確認することも可能になります．
● たとえば体温計を渡すときにあえて麻痺側に持ってもらう．食事中のスプーンの取り扱いなど患者の運動機能を見る場面は多くあります．

なぜいろいろな麻痺があるか
─運動を伝える専用道路「錐体路」とは何か?

 臨床で患者さんの運動機能をみていると, 麻痺にもいろんな種類があるのだなと思います.
「麻痺＝動かない」と考えていたけど, なぜ手だけが動かないとか足だけが動きにくいとかあるんですかね?

 今日はそこを少し勉強しようか. そもそも手や足はどのように動いていると思う?

 筋肉が収縮して動いています.

 では筋肉を収縮させるのは?

 神経ですか.

 実は少し違うんだ. ではまず, 「錐体路」という言葉を理解しよう. 錐体路は自分の意思で運動を伝えるための専用道路のことをいいます.

> よくある臨床の疑問 (8)

錐体路とは

 錐体路とは, 運動を伝える専用道路(図7). 道路を走る車の役割を果たしているのが電気信号です.
ここでは電気を電気自動車に例えてみよう.
どんな運動でも電気信号は大脳皮質から出発する. 専門的にいうと「一次運動野」からです.
一次運動野から電気が出発し, 身体の各部位を司る各神経線維を通じて, やがて1つの束に集約される. その束が「錐体路」です.
そして「錐体路」という専用道路から再び神経が分化し, 各筋肉がゴール地点となります.

> よくある臨床の疑問
> # Q&A 8
> Q 錐体路はわかるが, 錐体外路はどこにあるか?
> A 錐体外路は錐体路に対して使われている言葉で, 明確に「ここ」という場所はない. 錐体路を補佐している運動にかかわる経路すべてを錐体外路と呼んでいる.

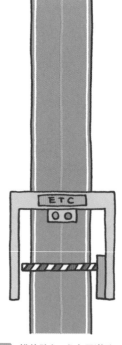

図7 錐体路という専用道路
錐体路は運動を伝える専用道路.

一次運動野から放線冠までの道のり

 まず出発点の一次運動野からみてみよう.

放線冠とは

顔や手, 足といった一次運動野の特定の場所から神経線維は無数に出発していきます. それらがある一点で集約される. その場所が「放線冠」です(図8).

よくある臨床の疑問 (9)

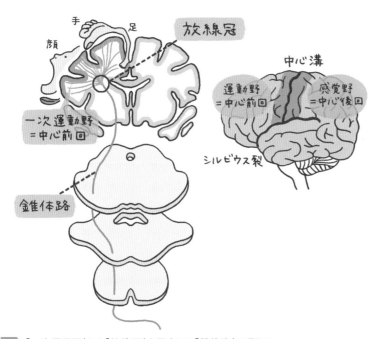

よくある臨床の疑問

Q&A 9

Q 脳内の「放線冠」は何をするところか?

A 放線冠は運動を伝える神経線維が束になるところ. ラクナ梗塞の好発部位でもある.

図8 「一次運動野」から「放線冠」を経由して「錐体路」に通じる
図中の手足顔等は脳外科医ペンフィールドが描いた脳地図「ホムンクルス」. 各脳領域が支配する身体部位を示す.
運動野は中心前回とも呼ばれ, 脳の前方・後方を分ける中心溝の前側に位置する.

 刺激を伝えるのは弱い電気です. 小さい電気自動車が目的地まで走るイメージ.
放線冠の部位を具体的に特定するのは難しいですが, 側脳室の横にあるといわれています.
一本になっているようにみえますが, 拡大するとそれぞれの神経線維が集まっています(図9).

 放線冠ってなんだか「かにかまぼこ」みたいですね. いや「さけるチーズ」かな.

 ちょうどそんな感じ. 一本一本が違う部分から出発してきた神経線維の集まりだね.

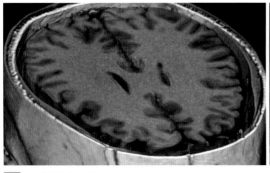
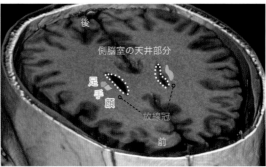

図9 放線冠と運動野
「ハの字」の脇にあるのが放線冠.
運動野からの神経線維が通り，手前から，顔・手・足の順に通じている.
放線冠は神経線維が束になっているため，小さな障害でも大きな麻痺につながる.

梗塞部位と麻痺部位の関係

 ほんの小さな脳梗塞でも麻痺を生じる人がいるように，病変の大きさと麻痺の有無は関係ありません.
一次運動野の足の部分から出発している神経線維と，手の部分から出発している神経線維が障害を受けると，顔の麻痺はないけど，足や手に麻痺があるという状態になります.
逆に，患者さんの麻痺をみて，脳のどこが障害されているのかもわかることがあります.
たとえば，手に強い麻痺があるなら，一次運動野の手の部分から出発している神経線維を中心に障害を受けている可能性があります.
ちなみに，放線冠はラクナ梗塞の好発部位です．ラクナ梗塞とは，脳の奥へ向かっている極めて細い血管が閉塞する脳梗塞です．脳梗塞の範囲はとても小さいけど，各神経線維が集まる放線冠に障害が生じると麻痺の範囲は大きくなります.

 たとえば図10の画像をみてください．この患者さんは頭の中で80 mLの出血を起こしていました．でもね，麻痺は一切なかった．それはこの運動を伝えるための専用道路が遮断されていないからだよ.

 なるほど．病変部の大きさだけでは麻痺の範囲，程度ははかれないってことですね.

 その通り．一次運動野から放線冠に至るまでの神経線維は「扇」をイメージするとよく理解できます．つまり扇に竹材が分散する部分と集中する部分があるように，神経線維にも分散，集中があるんだ.

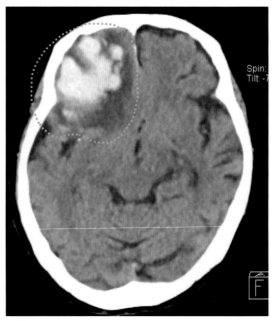

図10 脳出血はあるけど錐体路には影響なし
麻痺が出現するかしないかは，病変部の大きさではなく，錐体路が障害されているかどうかによって決まる.

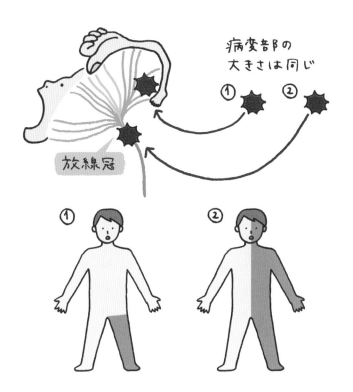

病変部の
大きさは同じ

① ②

放線冠

① ②

図11 障害の部位と麻痺の範囲
病変部の大きさは同じでも，方線冠への障害は麻痺の範囲が比較的大きい.

 たとえば図11のように，病変①と②があって，大きさは同じだとします.

 同じ大きさでも神経の線維がバラついている①の病変では，麻痺の範囲・程度は比較的小さいけど，神経が集中している放線冠付近の②の病変は，麻痺の範囲が大きくなる！

 よく理解できていますね.
なお，一次運動野近くで障害が出たときは，単一の経路が遮断されやすく，その結果起きる麻痺を「単麻痺」といいます.
扇のどの部分が障害を受けているかで，麻痺の出現する部位が異なります.
ちなみに，扇より下の部分でも，神経線維がピンポイントで障害を受ければ，単麻痺になるよ.

放線冠から先はどうなっているか

 錐体路は運動を伝えるための専用道路だったよね．その専用道路がなんらかの影響で遮断された場合，目的地へ行けなくなる．つまり電気信号が伝わらない．これが麻痺でした.
では実際に放線冠から先，実際に運動するまでにはどのような経路をたどるでしょうか.

よくある臨床の疑問❓ (10)

よくある臨床の疑問❓
Q&A 10

Q 一次運動野からの実際に運動するまでの経路はどのようになっているか？

A 簡単に重要な箇所だけいうと，一次運動野→放線冠→内包（後脚）→中脳大脳脚→橋腹側部→延髄腹側部→反対側の延髄錐体→脊髄側索部→脊髄前角部→脊髄前根部→筋肉，となる.

放線冠から下は大まかにいうと，内包後脚部→中脳大脳脚→橋
腹側部→延髄腹側部から錐体交差をして脊髄を下行する．
内包後脚もまた大事だね．内包には前脚と後脚がある．視床と
いう場所と被殻という場所の間を錐体路が通ります．

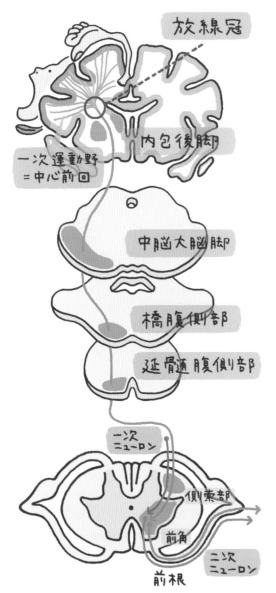

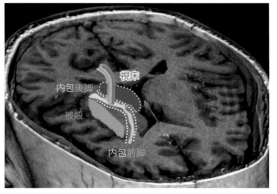

内包後脚部を通る錐体路

 視床や被殻については，詳しくは視床出血の項◎で勉強するか
ら大丈夫．とりあえず，ここでは錐体路だけ追っていくよ．

図12 放線冠より下，運動を伝える神経経路
錐体路は，内包後脚部，中脳の大脳脚，橋腹側部，延髄腹
側部分を通り反対側へ移動
内包は内包前脚，内包膝，内包後脚があり，視床と被殻に
挟まれている．
錐体路が通るのは内包後脚部である．

◎p.137「9. 視野出血を〜」
参照

錐体交差後の錐体路について

錐体交差した錐体路は，脊髄の側索部を
ズーっと下行していきます．

その際，目的の場所へ向かういちばん近
い脊髄前角部から，前根部へ抜けていき
ます．

前角部は，錐体路の乗り換え駅のような
もの．

運動を伝える経路は，前根部から出発し
ます．

前角部までを「一次ニューロン」，前角部
から筋肉までを「二次ニューロン」といい
ます．

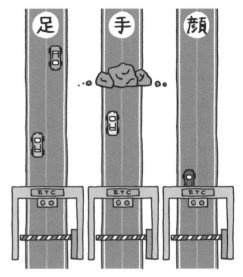

図13 錐体路は運動を伝える専用道路

専用道路のどこが遮断されているかでどこに麻痺が出るの
かが異なる．
ただ専用道路のお互いの距離が近いため，障害部分が小さ
くても複数の専用道路に影響が出て，結果，片麻痺になる
ことが多い．

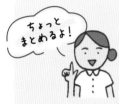

・運動を伝えるスタート地点は脳の一次運動野というところにある．

・一次運動野から無数の神経線維が出発して，放線冠と呼ばれるところで1つの束
になる．

・1本の道のように見える神経線維の束は，やがて自分が担当する筋肉の細胞につ
ながっていき，筋肉を動かす．

・この神経線維が遮断されると筋肉へ刺激が伝わらなくなり，これを「麻痺」という．

・運動を伝えるための専用道路ともいえるこの道は，高速道路みたいなもので，
「錐体路」と呼ばれる．

・錐体路がなんらかの病変によって寸断されると麻痺が生じる．

・病変の大きさが問題ではなくて，たとえ病変が小さくても，この錐体路が遮断さ
れてしまうと，大きな麻痺が生じる．

弛緩性麻痺と痙性麻痺，なぜ起きる？

 麻痺にはいろんな麻痺があることはわかりました．次の質問もよいですか？　手がダラーっとしている患者さんがいたり，関節が固まっている患者さんがいたりしますが，何が原因なんですか？

よくある臨床の疑問❓ (11)

 そうだね．まずね，手がダラーっとした麻痺のことを弛緩ともいいます．それとは逆に，筋肉が固まってしまうことを痙縮ともいいます．痙縮はまずは簡単に筋肉の緊張と考えてもらってもいいです．専門的にいうとまた違うんだけどね．

> **弛緩性麻痺とは**
> ・筋肉の張りがなくなり，麻痺した部位はダラーっとしてしまう．
> **痙性麻痺とは**
> ・筋肉が緊張し，麻痺した部分は固まってしまう．

よくある臨床の疑問❓
Q&A 11
Q 弛緩性の麻痺はなぜ起こるのか？
A 急性期には弛緩性の麻痺となることが多い．錐体路は運動を伝える．錐体外路は錐体路を支える．これら両方が障害を受けたとき，弛緩性麻痺となる．

Q 弛緩とはどんな状態か？
A 弛緩とは，簡単にいうと，筋肉の張りがなくなった状態をいう．

錐体外路は，自分の意思と関係なく専用道路を支える一般道路

 弛緩性麻痺と痙性麻痺を理解するには，「錐体路」とは別に「錐体外路」も勉強する必要があります．
錐体路は運動を伝えるための専用道路でしたが，今回はもう1つ「自分の意思で」という要素を付け加えます．
つまり錐体路とは，実は自分の意思で運動を伝えるための専用道路というわけです．
一方で，錐体路が専用道路だとしたら，錐体外路は専用道路を支える一般道路（図14）．そのように覚えるとよいです．

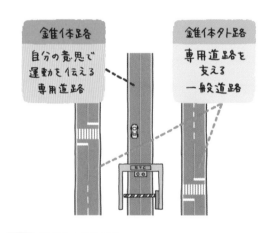

図14 錐体路と錐体外路

よくある臨床の疑問❓ (12)

まず，錐体外路っていうのは錐体路以外で運動を支える経路のことをいいます．もう少し具体的にいうと錐体外路はいろんな感覚を統合して運動を制御する働きをもちます．

よくある臨床の疑問❓
Q&A 12
Q 錐体外路とは何か？
A 錐体外路は錐体路を支えたり，制御したり無意識下で行われる運動に関連した「路」でたくさんある．
例えば円滑に運動を行うために大脳皮質から小脳へ向かう経路も錐体外路の1つ．

錐体外路とは

錐体外路って一般的にいわれますが，本当は錐体外路という決められた路はありません．

錐体路とはちょっと違う路という意味で作られた言葉です．

"自分の意思で運動を伝える"錐体路に対し，錐体外路は自分の意思とは関係ないところで働いています．

たとえば重力に打ち勝って，ヒトが立ったり座ったりしていられるのは錐体外路のおかげです．

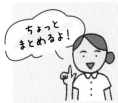

ちょっとまとめるよ！

・錐体路は運動を伝えるための専用道路．自分の意思で伝えることができる．

・たとえば上腕二頭筋を収縮させるように意思を伝えるとき，その筋肉に拮抗する上腕三頭筋を伸ばそうなんて考えていない．これは錐体外路がやってくれる．

錐体路と錐体外路

意思に基づく → 運動力を伝えるための道路

意思とは関係なく → 運動力を補佐するための道路

・錐体外路は錐体路を支える一般道路．錐体外路は，錐体路の補佐的役割があり，筋肉の緊張を維持したり，平衡感覚の調節を行ったりする．

意思的な専用道路と無意思的な一般道路が噛み合って正常な運動が成り立つ

ここで「一般道路」の意味がよくわからない，という皆さんの声にお答えしようと思います．

とその前に，1つ重要な指標「ブルンストロームステージ」について説明します．

ブルンストロームステージは，MMTのような筋力ではなく，どれだけ自由に筋肉を動かせるか，の指標です．ステージが上がるごとに自由度が高くなる．リハビリのスタッフがよく使っているし，記録にも書かれています．ブルンストローム**リカバリステージ**(表4)とも呼ばれます．つまり「**回復**」という意味が含まれています．

表4 ブルンストロームリカバリステージ

MMTのように筋力を測る指標ではなく，どれだけ自由に筋肉を動かせるかを測る指標.

ステージ	状態	詳細
ステージⅠ	完全麻痺(弛緩性麻痺)	脳卒中初期に見られる，筋肉が完全に緩んでしまっている状態(ダラーっとした麻痺) 自分で麻痺の部位を動かすことができない
ステージⅡ	連合反応の出現	連合反応(動かそうと思っていないのに，違う部分が動いてしまうこと)が誘発される あくびやくしゃみをしたときに他の部位が動く 身体の一部を強く働かせることによって，麻痺部位にも筋収縮や運動が起こる
ステージⅢ	共同運動パターンの出現	共同運動とは，個々の筋肉だけを動かすことができず，付随する筋肉まで一緒に動いてしまう現象
ステージⅣ	分離運動の出現	個々の関節が少しずつ分離して動くようになる
ステージⅤ	分離運動の進行	共同運動や痙性の出現が弱まり，より多くの分離運動が可能になる
ステージⅥ	正常に近付く	共同運動・痙性の影響がほぼなくなり，運動の協調性や速度も正常化 ぎこちなさは多少残るが，個々の関節も自由に動かせるようになる

たとえば，トイレで介助バーをつかむとき麻痺側に力が入っている人がいますね.

それはステージⅡの連合反応にあてはまります.

連合反応が出るとダメなんですか？

決してそんなことはないよ．リカバリステージともいうし，完全麻痺(ステージⅠ)より神経的には回復している状態ともいえるよね.

リカバリステージを経て，運動機能は完全麻痺状態から回復していく．回復につれて，意思部分と無意思部分とが適切に分離されて，互いに運動し合うようになるんですね.

その通り．そこで，「錐体外路がなぜ一般道路と呼ばれるか」を考えていくね.
まずは考えやすいように腕をみていこう.

腕を曲げるメカニズム

腕を曲げるということは，上腕二頭筋が収縮し，上腕三頭筋が弛緩する，ということです(図15).
腕を曲げようとするとき，それに関連する筋肉の調整を行っているのが，錐体外路です.

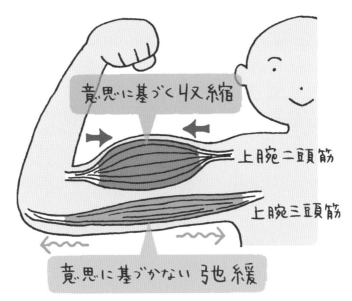

図15 ▶ 筋肉の収縮・弛緩と錐体外路

 肘を曲げるのは自分の意思．でもそのとき，上腕三頭筋を伸ばそうとは思わないですよね！　完全に無意識です．

 イメージはそんな感じ．世の中の専用道路と一般道路は，異なる役割を持ちながらも互いに運動して道路交通網を発達させている．この役割分担にちょうど似ていたから，錐体外路は「専用道路を支える一般道路」という表現にした．

 わかる気がします！

 一般道路はね，しっかりと交通整理をする役割の人がいるのが特徴だよ（図16）．この交通整理をする人がいるおかげで交通量を制限することができるんです．

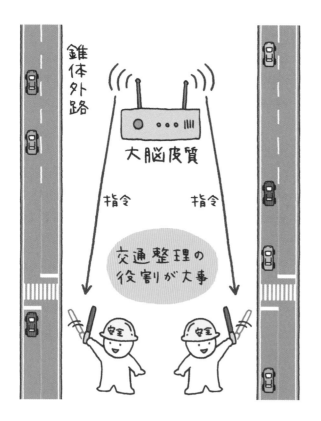

図16 錐体外路の交通整理の役割
錐体外路には交通整理をする人がいる.
交通量(自動車の量)の多さは緊張の強さを表す

 つまり, 主人(人間)の意思とは切り離されたメカニズムで, 交通整理が行われているということですね.

 その通り. ここで重要なのが, この交通整理をする人へ指令を出しているのが大脳皮質(図16の電波機器)ってことだよ.

大脳皮質からの指令について

 錐体外路と呼ばれるものの中には, 橋から単独で出発する内側網様体脊髄路や, 延髄から出発する背側網様体脊髄路があり, どちらも筋肉の適度な緊張を維持するために働いています(図17).
背側網様体脊髄路は, 大脳から「緊張を高めすぎないように」という抑制的な指令を受けています.
大脳になんらかの障害が出たとき, この指令が交通整理の人に伝わらなくなります.
そうなると, 一般道路へどんどんと車が向かってしまう. つまり刺激が多くなってしまうんだよ(図18).
これは電気刺激が常に起こっている状態ということができる.

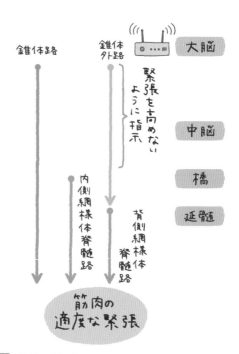

図17 網様体脊髄路
錐体外路(一般道路)はたくさんあるが, 「内側網様体脊髄路」「背側網様体脊髄路」など名前が変化する.

つまり自動車が渋滞するということは，筋肉の**緊張状態が過度に強くなる**ということになります．

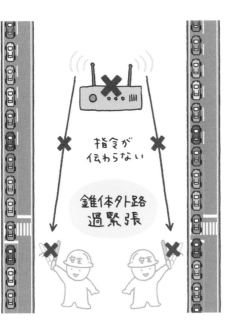

図18 **筋肉の過緊張状態**
大脳は，錐体外路の交通整理の人に「適度に電気を流してね！」と指示を出しているが，
大脳が障害されると交通整理の人に指示ができなくなる
交通性整理の人がいないとたちまち一般道路は渋滞して過緊張につながる.

時系列でみる錐体外路の障害の違い（まとめ）

 それでは，脳梗塞や脳出血のあとどのような経過をたどるかおさらいをしてみよう．

まず，急性期では弛緩性麻痺となります．これは錐体外路に刺激が伝わらないから．

道路自体が破壊されてしまっているイメージです．ステージⅠの状態ですね．

その後，徐々に道路が回復（脳の浮腫が改善）してくると，車は走れるようになりますが，このとき大脳が障害を受けていたら，どうなるでしょうか．

それは，交通整理をする人に指令を送ることができなくなりますので，今度は渋滞が起こって，徐々に筋肉が緊張していき，痙性が進むってことになります．

筋肉が緊張すること自体はわるいことでありません．

たとえば腕の筋肉に緊張がなく弛緩したままだと，腕の重さに肩関節が引っ張られて脱臼してしまう．

また，足の筋肉が弛緩したままだと立つことも歩くこともできなくなる．

よくある臨床の疑問❓ (13)

でも逆に，筋肉の緊張が強くなっていくとどうなるか……
いつも力が入っている状態だから関節は拘縮しやすいってこと

よくある臨床の疑問❓
Q&A 13

Q 緊張が強い人・弛緩している人の，それぞれメリットとデメリットはあるか？

A 単純にはメリット，デメリットを説明できない．例えば筋肉が緊張していることで歩行が可能となる（なお弛緩していたら絶対に歩行ができないということでもない）が，過緊張状態になると筋肉が「つっぱる」状態となり，たとえば服が着にくくなる．逆に筋肉が弛緩している人は服が着やすくなるが，脱臼も起こりやすくなる．

になりそうです.

連合反応を説明したときにも,今まで動かなかった部分が動き出すことから,ある意味回復していることがいえる(ステージⅢ)ことを確認しました.

しかし一方で,筋肉の緊張が続くと力が入っているので使いづらく感じて,患者達はよりいっそう使わなくなる恐れがあります.

 私たちにできることってありませんか?

 たとえばね,車いすからトイレへ移動するとき,健側で介助バーをつかんで立ち上がる.
このとき,車いすを止める位置が悪いと,健側に大きな力を加えなくては立てない.
そうなると麻痺側にも自然に力が入って筋肉の緊張が高まる.
動作一つひとつを細かくみて,連合反応が起きないような介助をみつけることも必要だよね.

 なるほど,そのような視点で患者さんを観察するとよいのですね.

 特に夜間の状況は夜勤をしている看護師しかわからないことがいっぱいある.だから夜間の状態を観察するということはとっても重要なんだよ.

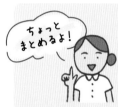

ちょっとまとめるよ!

・錐体外路は筋肉の緊張に関係している.
・錐体外路がないと,筋肉の緊張がなくなり操り人形のようになるイメージ.
・錐体外路があるから,私たちは重力に逆らって立ったり座ったりすることができる.
・錐体外路も実は,大脳皮質によってコントロールされている.
・大脳皮質から錐体外路への指令は「制御」のみ.筋肉の緊張状態を制御している.
・大脳皮質の制御がなくなると,筋肉の緊張を強めてしまう.

③ 突然痙攣を起こした

脳神経領域において痙攣発作はよく経験する症状の1つです．そもそもなぜ痙攣が起きるのか？痙攣とてんかんは何が違うのか？　突然の発作にも対応できるようにその機序を知ることが重要です．ここでは，痙攣発作時に現れた特徴的な眼の動きからてんかん発作の病態をひも解いていきます．

⧄ 痙攣時の眼の動きをしっかり観察しよう！

 病棟の患者さんが痙攣を起こした事例から，眼球の動きについて少し学習しよう．
まずは参考書チェックから！（図1）

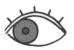

被殻出血
（病巣側への共同偏視）
右被殻出血の場合

橋出血
（正中位で固定）

視床出血
（内下方共同偏視）

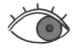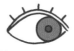

小脳出血
（病巣と反対側の共同偏視）
右小脳出血の場合

図1 出血部位と眼位

 共同偏視について書いてありますね．共同偏視とは，両眼が同じ方向を向く，もしくは対称性を持ち，偏って位置する状態をいうよ．

 参考書をみると，脳出血の部位によって眼球の向きが違うってことがわかります．
でも，たとえば被殻出血だとしても共同偏視が起きない人もいますよね……．

よくある臨床の疑問❓（14）

よくある臨床の疑問❓
Q&A 14

Q 病変があっても教科書で書かれているような眼の動きとならないことがあるのはなぜか？

A 眼の動きは手足と一緒で，右の脳は眼を左に，左の脳は眼を右に向かせる．眼を動かすにも神経の通り道があるが，たとえ病変があっても，その神経を遮断する程度にいたらなければ，教科書で示されるような眼の動きにはならない．

被殻出血だからといって必ず共同偏視が起きるわけではない.
それが判断を難しくさせるの.
患者さんは痙攣を起こしたとき, どちら側を見ていた?

 たしか左側を向いていました.

 それは左共同偏視だね. では, 眼の動きについて簡単に説明するね.

眼球の動きについて

 右の脳は左半身, 左の脳は右半身の動きを司っています(図2).
それは手足だけでなく, 眼球も一緒です. つまり,
・右の脳の指令は, 眼を左に向かせる.
・左の脳の指令は, 眼を右に向かせる.

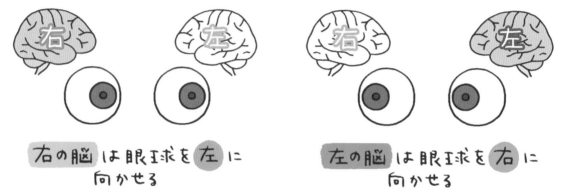

右の脳は眼球を左に向かせる

左の脳は眼球を右に向かせる

図2 右脳・左脳が及ぼす眼球の動き

眼球が正面を向くしくみ

 とすると, 考え方として, 眼球が正面を向いているのは, 左右の脳の力が拮抗しているからです(図3).
「拮抗」というのは, 同じ力で釣り合っているという意味です.
数字で置き換えるなら……右の脳の力が「5」, 左の脳の力が「5」のときと考えます.

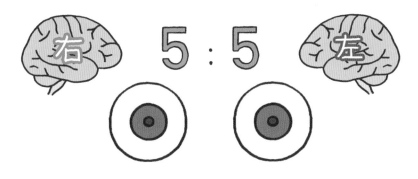

眼球が正面を向いているのは
右の脳 も 左の脳 も 同じ力だから

図3 ▶ 眼球が正面を向くしくみ

眼球が左右を向く機序

 次は，眼球が左右どちらかを向く場合です．今度も数字で考えるよ！
右の脳が10の力で左の脳が0の力なら……眼球は？

 右の脳の力が強いから，眼球は左を向く（図4）．

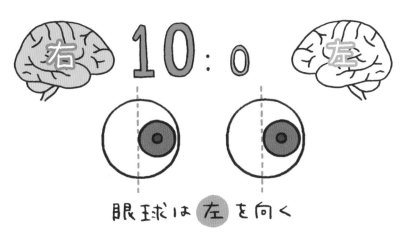

眼球は 左 を向く

図4 ▶ 右の脳の力が「10」のとき
眼の動きは，左右の脳の力の比率を考えると理解しやすい．

 正解！　それじゃあ右の脳が6の力で左の脳が4の力なら？

 ちょっと左を向く（図5）！

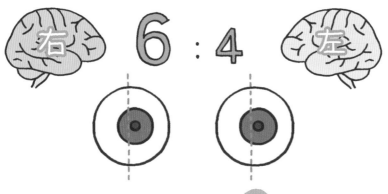

眼球は ちょっとだけ 左 を向く

図5 右の脳の力が「6」のとき

 正解！　この原理を踏まえて，次の「てんかん」を学習しよう．

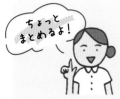

・眼はいろんなことを教えてくれる．瞳孔不同や眼振，そして共同偏視．
・共同偏視とは，両眼が同じ方向を向く，もしくは対称性を持ち偏って位置する状態をいう．
・眼の動きを司っているのも脳．
・眼の動きも，手足の動きと一緒．
・右の脳は左の手足を動かすように，右の脳は眼を左側に向ける．
・左の脳は右の手足を動かすように，左の脳は眼を右側に向ける．
・右脳が興奮すると眼は左側を向き，左脳が興奮すると眼は右側を向く．

痙攣は神経の異常な興奮によって起こる

眼球の動きのイメージはわかったでしょうか.
では，本題ですが，先ほどの痙攣を起こした患者さんの眼球は
なぜ左を向いたのでしょうか？　やはり脳の力が関係していま
す.
まずは痙攣について簡単に説明します.

痙攣とは

痙攣は「筋肉の不随意な収縮運動」といわれています．つまり
「不随意」だから，自分ではコントロールできないことを意味し
ます.
痙攣は，錐体路に異常な量の電気が流れ込むことによって起こ
ります.
錐体路は運動を伝えるための専用道路でしたよね．運動機能
のところでも勉強しました．この錐体路にはわずかだけど電気
が流れていて，その電気刺激が筋肉を動かしているんだ.
電気刺激で筋肉の強化をする健康器具があったのを思い出しま
した，電気が流れると筋肉が動きますよね.

痙攣の機序

さて，脳からの電気刺激が，なんらかの影響で大量かつ無秩序
に発生してしまうと，錐体路に異常な電気が流れます．電気は
やがて筋肉に伝わり，痙攣が起こります.

よくある臨床の疑問❓ (15)

ちなみに手足につながる錐体路に異常な電気が流れると痙攣す
るように，眼につながる錐体路に異常な電気が流れると，眼は
偏位します.
なぜそうなるかのしくみについては「てんかん」の項📖で説明す
ることにします.

📖p.22参照

よくある臨床の疑問❓

Q&A 15

Q 痙攣とてんかんの違いは何
か？
A 痙攣は筋肉の不随意な収縮
運動のことをいう．てんか
んは病気の名前で，そのて
んかんという病気の中に痙
攣という症状（発作）がある.

Q 痙攣に似た不随意な運動を
することがあるが，痙攣と
は異なるか？
A 確かによく経験する．不随
意運動の特徴は押さえた
り，触れたりすると治まる
ことがある．一方，痙攣は
治まることはない．痙攣は
古い脳の傷が原因で起きる
ことがあり，既往などで原
因を確認することができ
る．一方，不随意運動はパ
ーキンソン病など変性疾患
があると起きることがあ
る．ただ鑑別は難しい.

📖p.43参照

眼の偏位も神経の異常な興奮によって起こる

  さて，図6は左右どちらの脳で異常な電気が流れているでしょうか？

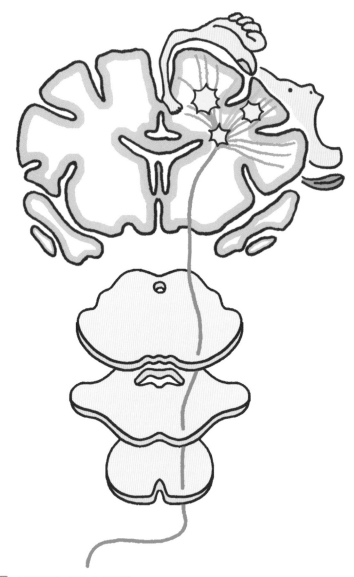

図6 ▶ 左脳が興奮すると右の痙攣

 この絵だと，左側の脳で異常な電気が発生しています．
左側の脳に異常な電気が発生している．つまり左側の脳が異常に興奮しているということです．
それではこの場合，どちらの手足に痙攣が起きるでしょうか？
そうです．左側の脳なので，右の手足に痙攣が起こります．

左脳が興奮すれば右を向き，右脳が興奮すれば左を向く

 左側の脳が興奮しているということがわかったら，本題の眼の動きだね．左側の脳が興奮しているから，左側の脳の力が右側の脳の力より大きいということになるね．

 眼に働く力は，左側が「10」で右側は「0」と判断できます．左側の脳のほうが力が大きいので，眼は右を向きます！（図7）

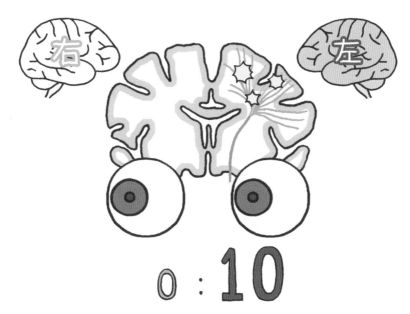

図7 左脳が興奮すると右の偏位

 そのとおり．
では，改めて問題．今回の患者さんは眼が左側を向いていました．ということは，どちらの脳が興奮しているの？

 眼が左を向いているので，興奮しているのは右側の脳です！

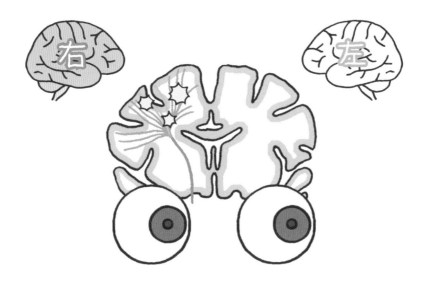

図8 右脳が興奮すると左の偏位

 その通り！ つまり，脳の右側から異常な電気が放出されているということだよね（図8）.

 とすると，右の脳に異常な所見があるかもしれないですね.

よくある臨床の疑問❓ (16)

 考え方は合っています. ただ，共同偏視は出血や脳梗塞でも起きることがあるよね.
だから眼球が左に向いたからといって，絶対に右の脳に問題があるというわけではないんだよ.

 そうですよね. たとえば右の前頭葉で眼を動かす神経が遮断されたとき，左脳が優位になるので眼球は右を向きますよね. そのとき，眼は病巣側に偏位します. 眼球運動のところでも教えてもらいました.

 ここでは左に共同偏視がある. 左側に痙攣があったという場合はおそらく右側の脳に異常な所見があるかもしれないってことです. 医師にそれを伝えてあげると，どちらの脳に異常な電気を放出される部分があるのかが想像できます.

よくある臨床の疑問❓

Q&A 16

Q 被殻出血では病巣に眼が向くと書かれているが，右の脳に異常（病巣）があるのに病巣と反対側に眼が向くのはなぜか？

A 病巣や健側といった言葉が理解を難しくしている. 要は，「眼を動かす神経路が遮断しているか？ 興奮しているか？」が重要. また痙攣発作の場合は，脳の古傷が悪さをして異常な電気を放出している. 病巣側などという言葉に左右されず，「単純に神経路が遮断されているか？」興奮しているか？ を考えるとよい.

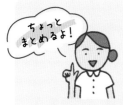

「てんかん」という病気, 「痙攣」という症状

ところで, 痙攣とてんかんって何が違うか答えることはできるでしょうか.
「言い方の違いはあるけど, ほとんど同じだと思っていました！」という人もいて, 混同しがちなので, 少し整理してみよう.

「てんかん」と「痙攣」の違い

まずてんかんは疾患の名前で痙攣は症状（図9）. だからまったく違います.
ちょうど脳梗塞は疾患, 麻痺は症状というのと同じように区別します.
ちなみに痙攣はどのような症状かというと「骨格筋の発作的で不随意な収縮」でしたね.

てんかん	痙攣
脳の過剰興奮により繰り返す運動性発作	骨格筋の発作的で不随意な収縮
↓	↓
疾患	症状

図9 てんかんと痙攣

痙攣にかかわる神経細胞

痙攣の原因を簡単にいうと「神経の過剰な興奮」です. 弱い電気が神経を通るって話も以前しました.
この電気を伝える神経を「興奮性の神経細胞」といいます. 逆に, 「抑制性の神経細胞」っていうのもあります.

p.23参照

興奮性神経細胞とは

●興奮性の神経細胞は, 電気を流し, 刺激を伝える.
●数でいうと, 抑制性神経細胞より多い.

抑制性神経細胞とは

●抑制性の神経細胞は, 刺激を抑制するように働く.
●余分な電気をキャッチする.

たとえば筋肉を動かすために，興奮性の神経細胞を電気が通る．このとき，抑制性の神経細胞が余分な電気をブロックすることで，筋肉にはちょうどよい量の電気が流れます（図10）.

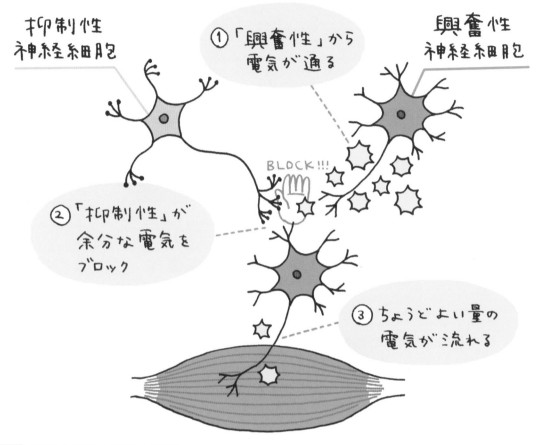

図10 興奮性神経細胞と抑制性神経細胞

 2種類の細胞で，筋肉に届く電気刺激がちょうどよくなるように調整してくれているってことですか？

 そう．図10をみてほしい．たとえば今筋肉を動かそうとして①～③までの3つ電気が流れているけど，③の電気が余分という意味で抑制性細胞がブロックしてくれていますね.

興奮性と抑制性の神経細胞のバランスが崩れる＝痙攣

 それじゃあ，この2種類の神経細胞のバランスが崩れることによって，異常な量の電気が流れるってことですか？

 そのとおり．この異常な量の電気が筋肉に伝わると痙攣になるんだ（図11）．痙攣になると私たちの眼でもはっきりととらえることができます．だから，「てんかん」＝「痙攣」という誤った結びつきになっちゃったのかも.

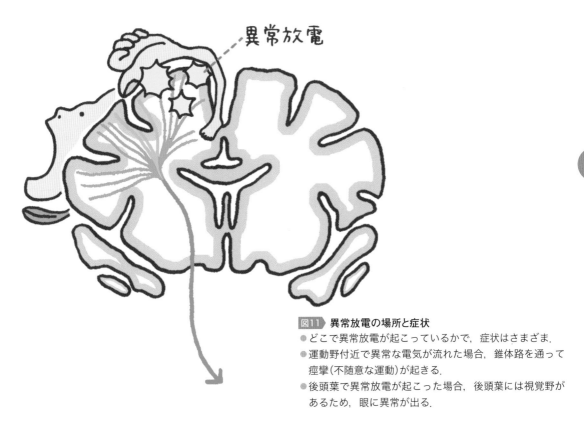

異常放電

図11 異常放電の場所と症状
- どこで異常放電が起こっているかで，症状はさまざま．
- 運動野付近で異常な電気が流れた場合，錐体路を通って痙攣(不随意な運動)が起きる．
- 後頭葉で異常放電が起こった場合，後頭葉には視覚野があるため，眼に異常が出る．

視覚野の痙攣ってどのような症状?

たとえば図12のように視覚野で異常な電気が流れた場合，患者さんはどんな症状を訴えると思う?

「眼が痙攣するのでは」と考える人もいるかもしれません．

しかし，視覚野に異常が生じた場合は眼の"見え方"に症状が出るのであって，眼自体が不随意な運動(つまり痙攣)をするわけではありません．脳のどこが興奮しているかによって，具体的な症状の出かたが異なるため注意が必要です．

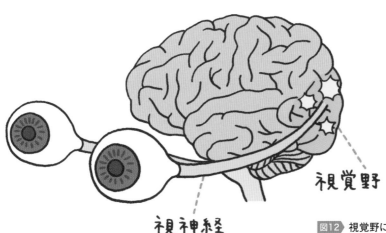

視神経

視覚野

図12 視覚野に異常がある場合は見え方に症状が出る
- 眼が痙攣するわけではない

てんかん発作の種類

てんかんの発作にもいくつか種類があるから，そのうち3つばかり覚えておくとよいよ．
その前にここでもう一度復習．まず「痙攣」って何だったでしょうか？　そう．痙攣は筋肉の不随意な運動のこと．
では「てんかん」って何だったかというとまず疾患名です．
また，突然脳の神経細胞が電気的な興奮を起こすにより発病するものです．種類は単純発作と全般発作に分かれます（図13）．

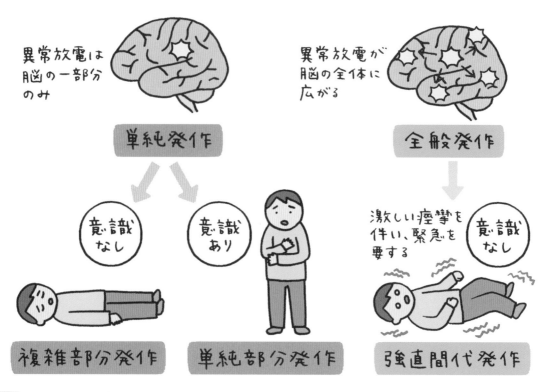

図13　てんかん発作の種類

強直間代発作について

この前の患者さんの痙攣が強直間代発作（図14）でした．

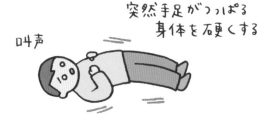

発作のはじまり（強直期）　➡　間代期

硬直して倒れる　数秒〜数十秒　　手足をガクガク　数十秒

叫声

突然手足がつっぱる
身体を硬くする

呼吸が止まり、唇や顔が紫色に

顔やまぶたが一定の
リズムで痙攣

手足をガクガクと一定のリズムで
曲げたり伸ばしたりする（痙攣）

図14 強直間代発作の特徴

 本当に何もできませんでした.

 目の当たりにすると驚いてどうすればよいかわからなくなるよね. でも基本は1つ!　ABCを安定させること.
そして最も大事なのは患者さんの「安全（**safe**）」. だからS-ABCというんだ（図15）.
図15のDは「Dysfunction of CNS（Central Nervous System）」中枢神経の機能障害という意味です. 中枢神経である「脳」は酸素とブドウ糖のみをエネルギー源としています. 図15のように酸素が体内にしっかりと取り込まれて, 心臓の力で脳に酸素と栄養が運ばれなければなりません. だからABCが重要なんです.

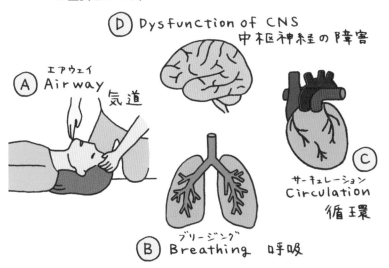

Ⓓ Dysfunction of CNS
中枢神経の障害

Ⓐ Airway（エアウェイ）気道

Ⓒ Circulation（サーキュレーション）循環

Ⓑ Breathing（ブリージング）呼吸

図15 救急対応の基本

確かに発作を起こしているときは「ベッドから落ちるのでは？」と思いました.

 まずは安全第一. それからABCに移ることを考えよう. このときABCに問題があったら, 次にOMI📖の対処だよ(図16).

📓OMIとは

● O：oxygen(酸素)
● M：monitor(モニター)
● I：intravenous(静脈)

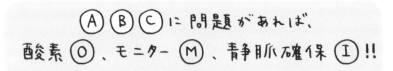

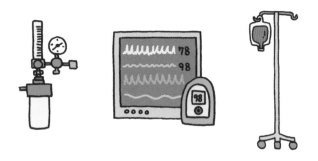

図16 OMI

 先日の患者さんはてんかん発作を起こしたとき, 呼吸ができていないようでした.

 強直間代発作となると, 呼吸が困難になるため, 必ず酸素投与も必要になると思う. その他に発作を抑える薬の投与なども考える必要があるよね.

 この患者さん, 発作のあとグーグー眠ってしまったんですけど, これも何か関係ありますか？

 発作後に眠るっていうのはよくあることだよ.

 てんかん発作と高次脳機能障害が結びつくんですか？？

 そう, ヒントは神経疲労だよ. 高次脳機能障害の項📖でまた説明するね.

📖p.171「11. 高次機能障害の～」参照

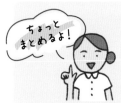
ちょっと
まとめるよ！

・てんかん発作には3つの種類がある. 「単純発作」「複雑部分発作」「強直間代発作」.

・特に注意が必要なのは強直間代発作. 患者さんは呼吸ができなくなって低酸素血症に陥ってしまう.

・このようなときは急変対応のABCに立ち返る. そしてOMIの準備と施行. そして何より重要なのは患者さんの安全.

抗てんかん薬─医師は何を見て処方している?

 てんかんの薬もいっぱいありますが,医師の先生たちは何を見て,どう判断して処方しているんでしょうか? ポイントは発作の種類によって薬が違うということです.

抗てんかん薬の種類

 患者の発作の状況を観察することが重要です.
「部分発作」で使用される薬は「カルバマゼピン」「レベチラセタム」「ラモトリギン」「ゾニサミド」などです. 一方,「全般発作」には「バルプロ酸」など(表1,図17).

表1 抗てんかん薬の第一選択薬(一部)

	一般名	商品名
部分発作	カルバマゼピン	テグレトール
	レベチラセタム	イーケプラ
	ラモトリギン	ラミクタール
	ゾニサミド	エクセグラン
全般発作	バルプロ酸	デパケン

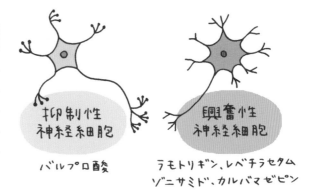

図17 興奮性神経細胞と抑制性神経細胞に働きかける薬

これらの薬剤名は一般名ですが,施設で取り扱っている商品名は異なるため,自分の施設で使用している薬をノートにまとめておくとよいでしょう.
なお複数の薬剤を組み合わせて使うこともあります.

ところで抗てんかん薬にはたくさんの種類がありますが，何が違うのでしょうか？

よくある臨床の疑問❓(17)

大きく「興奮を抑える薬」と「抑制を強める薬」の2種類あることを確認しましょう．

> **興奮を抑える薬**
> ・興奮しすぎないように「興奮性神経細胞」を抑える．
> ・直接興奮させる神経伝達物質に働きかけるものと，興奮物質を受け取る側に働きかけるものがある．
>
> **抑制を強める薬**
> ・興奮しすぎないように「抑制性神経細胞」を活発化させる．
> ・たとえば，全般発作に使われるバルプロ酸．

 これらの作用をみてどのような副作用があるか想像できるだろうか？

一方は「興奮する神経細胞を抑制する」し，もう一方は「抑制する神経細胞を活性化させる」から……「眠くなる」ということがありえます．

実際に患者さんから「眠くなる」という訴えを少なからず聞きます．

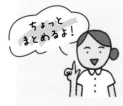 ちょっとまとめるよ！

・臨床でよく経験するのは，症候性てんかんという病気．原因になっているのは古い脳の傷だが，生まれつき脳の障害がある場合もある．古い傷がある場合，その周辺の神経細胞のバランスが崩れている．この神経細胞のバランスが失われると，異常放電が起こりやすくなる．これが症候性のてんかん．

・錐体路の近くで異常放電が起きると痙攣という症状が出現し，後頭葉で異常放電が起きると目の見え方に症状が現れる．

・てんかん発作にもいくつか種類があるが，その中でも強直間代発作は激しい発作．発作が繰り返されると低酸素状態となり後に後遺症が残ることもある．適切な対応が必要．

よくある臨床の疑問❓

Q&A 17

Q 抗痙攣剤の種類がたくさんあってわかりづらい．

A 確かにたくさんあって整理が大変．まずは2つに分けて考えてみる．興奮を抑えるか？ 抑制を強めるか？ そのうち抑制を強めるのがほぼバルプロ酸と覚えるとわかりやすい．

4 だれも教えてくれない 眼球の動き

共同偏視はなぜ起こるのか？

たとえば聴診器で呼吸音を聞いたり，触診をして腹部の状態を確かめたりなど，呼吸器や消化器ではフィジカルアセスメントが比較的容易であるのに対し，脳神経領域の場合，これらの手法には限界があります．しかしその代替として「眼」の動きを観察することにより頭蓋内の様子を間接的に探ることができます．「眼は口ほどにモノを言う」といいますが，眼が教えてくる情報をどのように臨床に活かすかについて考えてみます．

まずは眼の神経路を覚えよう！

 今日は眼の動きについて，詳しく勉強します📖．
眼球を動かすのは前頭葉にある前頭眼野（図1）と呼ばれる付近．
ゆっくりとした動きや急な動きにも対応している．
眼球を動かす神経は内包（図2）を通っているよ．

📖p.35「3.突然痙攣を〜」参照

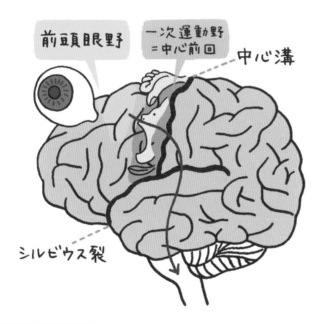

図1 眼球の動きを司る場所
●眼球の水平方向の動きを司る中枢は前頭葉．

 内包……どこかで聞いたことがあります．

 実は「2.手の動きが悪い？」📖で勉強しているよ．

📖p.26参照

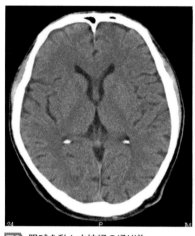
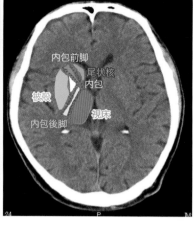

図2▶ 眼球を動かす神経の通り道
内包は視床と被殻に挟まれている．内包後脚に錐体路が通っている．

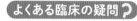
よくある臨床の疑問❓

Q&A 18

Q 皮質核路など，「核」という言葉をよく聞くが何か？
A 「核」は乗り継ぎ駅と考える．スタートからゴールまで神経路が1本でつながっているのではなく，それぞれの駅があって乗り換えながら目的地まで向かう．「核」と出てきたらそれは「乗り継ぎ駅」と考えてみる．

 眼を動かす神経は，この内包の中でも「内包膝（ないほうしつ）」という場所を通るんだ（図3）．

 「膝」と呼ばれるだけあって，たしかに「くの字」に曲がった膝のようなところですね．

 皮質核路とも呼ばれていて，大脳皮質から脳神経核に至る路が通っているよ．

よくある臨床の疑問❓ (18)

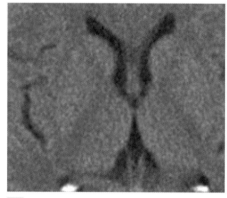
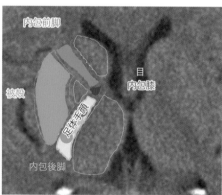
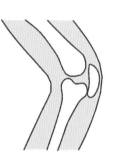

図3▶ 内包膝の場所
●内包は，内包前脚，内包膝，内包後脚の3つに分かれる．内包膝は眼球を動かす神経が通っている．

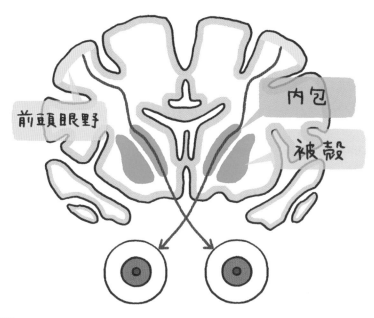

図4 眼球の動きの機序
● 右の脳の指令は眼球を左に向かせる.
● 左の脳の指令は眼球を右側に向かせる.
● たとえば右側の脳に出血した場合, 右側の眼球を動かす神経が遮断されたので, このときつながっているのは左脳からの神経のみ. だから, 眼は右側を向く.
● 運動機能と一緒. 右脳は左の手足, 左脳は右の手足を動かす.

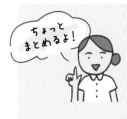
ちょっと
まとめるよ！

・眼から情報を得るには, まずは眼の動きを理解する.
・眼を動かすための神経路は前頭葉にあって, そこから出発した神経は内包膝を通る.
・右の脳は眼を左側に動かして, 左の脳は眼を右側に動かす. これは運動機能と一緒（図4）.

もう少し詳しい眼の動き

よく参考書に書いてある眼球の位置と病巣の関係ですが, 丸暗記しているだけでは, いざというときアセスメントに役立てることができません. なぜ眼球の位置が病巣によって変化するのか？ しっかりと機序を把握しておくことが実践に活かすために重要です. 機序といっても難しいものではありません. 臨床で使える範囲に必要な内容に絞って考えていきます.

被殻出血＝共同偏視ではない

参考書では, 共同偏視を起こすのは被殻出血（図5）が多いとされているけど, 必ずしも被殻出血＝共同偏視ではないことに注意しよう🗒.

🗒詳しくは次頁を参照

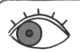 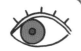

被殻出血
（病巣側への共同偏視）
右被殻出血の場合

橋出血
（正中位で固定）

視床出血
（内下方共同偏視）

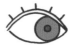 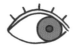

小脳出血
（病巣と反対側の共同偏視）
右小脳出血の場合

図5 出血部位と眼位
- 被殻は脳出血の好発部位．脳出血の約40％が被殻出血．
- 眼球を動かすための神経路は，被殻のすぐそばを通っている．そのため，被殻出血が眼球を動かす道を遮断することで，偏視が起こりやすい．

 実際，被殻出血でも共同偏視にならない人もいますよね？

よくある臨床の疑問❓ (19)

 そう．たとえば被殻で出血しても，神経路と反対側の方へ出血が及んでいたら，神経路は遮断されません（図6）．

よくある臨床の疑問❓

Q&A 19

Q 被殻出血なのに，なぜ共同偏視にならない人がいるのか？

A よく参考書に，共同偏視となる原因は被殻出血が「多い」と書かれているが，実は確実ではない．眼を動かすための神経路が遮断されると共同偏視が起きるという原理に着目して考えると整理がしやすい．

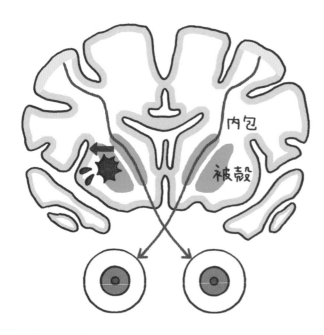

内包

被殻

図6 被殻出血があっても神経路が遮断されなければ偏位は起こらない

 ということは被殻出血じゃなくても，眼球を動かす経路が遮断されたら眼球の偏位は起きるということですね．

そのとおり．あくまで，共同偏視は被殻出血が原因であること が断然多いから，参考書にはそう書かれているだけと考えてい いよ．前頭葉の出血でも同じように眼を動かす神経が遮断され たら，共同偏視は起こるよ（図7）．

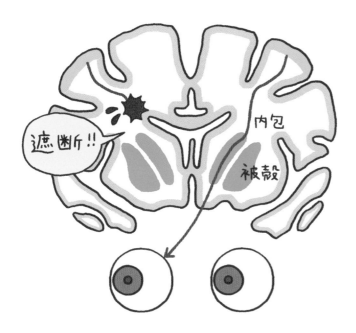

図7 前頭葉の出血でも神経路が遮断されれば偏位は起こる

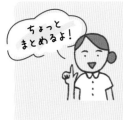 ・参考書には，被殻出血によって共同偏視が起こ ると書いてあるが，必ずしも「被殻出血＝共同偏 視」ではない．

・被殻出血以外でも，眼球を動かす経路が遮断さ れれば，共同偏視が起こりうる．

よくある臨床の疑問 **?** (20)

よくある臨床の疑問 **?**
Q&A 20

Q 被殻出血は病巣への共同偏 視で小脳出血は病巣と反対 側の共同偏視となってい る．その機序はどうなって いる？

A ポイントは眼球を動かす経 路を学習すること．キーワ ードは「PPRF」（次頁参照）．

小脳の眼球偏位は病巣と反対側

 小脳に障害がある場合の眼の動きは，先ほどの病巣（被殻出血） の場合と反対に考えます．

つまり，先ほども説明したとおり，眼は一般的に病巣のある側 に向くのですが，小脳に障害がある場合は，障害のないほうに 眼が向きます．

ここでも眼を動かす神経路を考えてみましょう．ここでのキー ワードは「PPRF」（図8）です．

PPRF[▤]は，橋にあって，傍正中橋網様体ともいいます．
このPPRFがあるおかげで両方の眼は水平方向に同時に動くこ
とができる．つまり水平方向に動かす中枢です．

▤PPRF：paramedian
pontine reticular formation

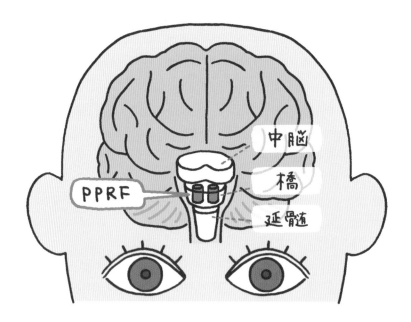

図8▶ PPRFは眼の水平方向に動かす中枢
- PPRFがあるからズレなく水平方向に動く．
- PPRFは橋にある．

 PPRFは橋にあるんですね．

 これまでは簡単にいってきたけど，左脳からの眼を動かす神経
路は右橋のPPRFまで降りてきているよ（図9）．

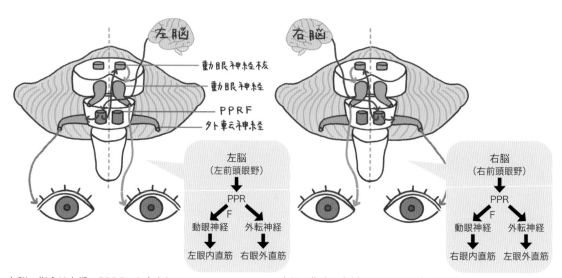

左脳の指令は右橋のPPRFに入力される．　　　右脳の指令は左橋のPPRFに入力される．
図9▶ 眼を動かす経路とPPRF

PPRFから2つに神経が分かれていますね.

 そこがポイント. 1つは外転神経, もう1つは反対側（左側）の動眼神経につながっている.
同様に, 右脳の指令の場合は左橋のPPRFから2つに分かれることになる.
実のところ, これが左右を向くための詳細な機序になります.
ではこのイラストを頭に入れながら, 小脳に障害が発生するとなぜ病巣と反対側に眼が偏位するか考えていこう.
では質問. 小脳の前には何がある？

 小脳の前には……第4脳室を挟んで橋があります.

 そう. つまり右小脳に障害が起きたとするとその前にある右橋も圧迫を受け, 右橋のPPRFも圧迫を受けます（図10）.

 そして右のPPRFが障害を受けると, 眼を右水平に向けさせる機能も障害を受けるってことですね.

 すると, 小脳の病巣（右側）と反対側（左側）に眼が向いてしまう.

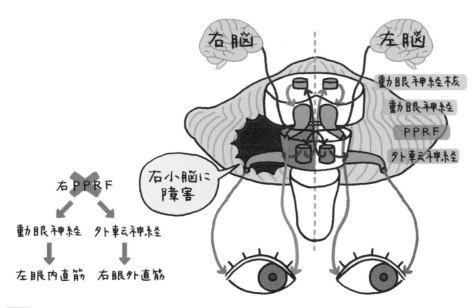

図10 小脳の障害と共同偏視
● 右小脳の病変が右の橋を圧迫.
● 右の橋のPPRFが圧迫を受ける.
● 右のPPRF以降に刺激が伝わらず, 左方向の共同偏視となる.

 なるほど……ただたとえば小脳出血しても共同偏視している人は全員ではないのですが……

 そう. 小脳に障害が生じた場合も, あくまで病巣と反対側に眼が偏位しやすいというだけ.

当然，小脳に障害が生じてもPPRFが圧迫を受けない場合もあり，その場合は共同偏視しません．
あくまで傾向ととらえるとよいかもしれません．

わかりました！
この機序を応用すると橋出血で正中に固定される理由も説明できますね．

では，説明してみて．

橋で出血をする．すると両側のPPRFが損傷を受ける．するとPPRFから出発する両眼へ向かう神経路がどちらも遮断される．すると左右どちらにも動かなくなる（図11）．

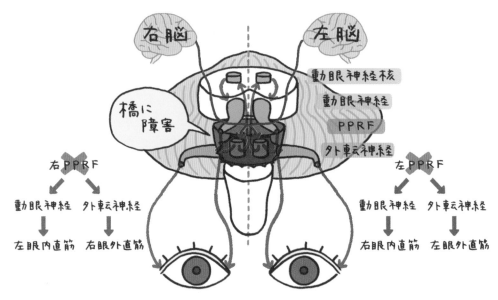

図11 PPRFの障害と正中固定
● 橋にあるPPRFが障害を受けると眼球が正中固定される．

その通り．ちなみに橋が障害を受けてもPPRFが障害を受けていなければ，眼球運動に問題は生じないことになる．やっぱり機序を考えるというのは重要だよね．

対光反射は脳幹での異常をつかむ重要な所見

対光反射—瞳孔括約筋のメカニズム

瞳孔所見は脳幹の機能を評価するのに役立ちます．臨床でよく見る対光反射ですが，なぜ光を入れて瞳孔の所見を見るのでしょうか？　それは光刺激が中脳を通り瞳孔括約筋に届くからです．この経路をたどると「脳幹の声」を聞くことができます．反射の有無だけではなく，瞳孔の反応性にも注目する必要があります．

対光反射はよく臨床で行いますよね．どんな機序で対光反射が
起こるのか，を勉強しよう！
まず瞳孔の正常や異常のことは知っていますか（表1）？
あと対光反射に関係する眼の筋肉のことは（図12）？

外直筋……とかですか？

それは眼球を動かす筋肉だね．まぁ振り返っておこう．

表1 瞳孔について

正常	2.5～4 mm．形は円．左右差なし
縮瞳	2 mm以下
散瞳	5 mm以上
瞳孔不同	左右の瞳孔が0.5 mm以上の差がある
	大きいほうに病変．脳ヘルニアの可能性
対光反射	迅速
間接反射	なければ視蓋前域やそれまでの経路に異常

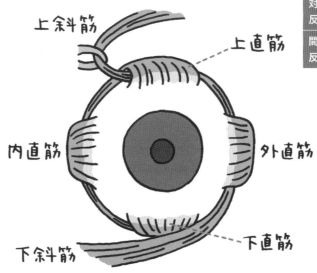

図12 眼球を動かす筋肉
● 内直筋，下直筋，上直筋，下斜筋は，動眼神経が支配している．
● 外直筋は外転神経，上斜筋は滑車神経が，それぞれ支配している．

対光反射にかかわる目の筋肉はね，「瞳孔散大筋」と「瞳孔括約
筋」の2つがあります．
このうち対光反射にかかわるのはどっち？

「瞳孔括約筋」でしょうか．というのも，**肛門**括約筋というの
が，肛門を「きゅっ」と締めるイメージなので，「瞳孔括約筋」も
瞳孔を「きゅっ」と縮めるものかなと．

4

だれも教えてくれない眼球の動き

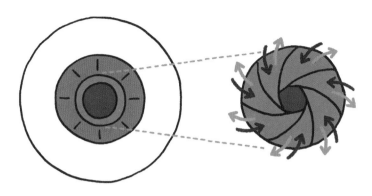

図13 瞳孔括約筋はカメラのシャッターのイメージ
カメラのシャッターのように大きくなったり小さくなったりする.

 そのとおり. 瞳孔括約筋が収縮すると, まるでカメラのシャッターのように瞳孔が小さくなるのです(図13).

 ですが, そもそもなぜ光を当てると瞳孔が小さくなるのでしょうか?

 それはね光の量を調節しているためだよ. デパートの入り口と一緒で, 入り口が大きければ一度に入店する人が多くなる. 入店する人数を減らすためには入り口を小さくしたらいい. そして実はこの機序も, 脳と神経が司っているんだよ.

 つまり逆にいえば, 瞳孔の対光反射が正常かどうかをみることで脳の障害の有無や程度をアセスメントすることができるというわけですね.

よくある臨床の疑問❓ (21)

対光反射の仕組み

 そのとおり. アセスメント能力を高めるためには, まずは対光反射の仕組み自体を理解する必要があります. たとえば, 左眼に光が入るとまず, 眼球の奥の網膜に映し出されます. 網膜に写し出されたものは, 視神経を通って中脳の後側にある左の視蓋前域という場所に運ばれます(図14).

よくある臨床の疑問❓

Q&A 21

Q 対光反射を見るコツは?

A 対光反射を確認するとき, 瞳孔の大きさに注目する必要があるが, 日中明るい場所で確認するとその反応が見えにくいときがある. 本来の対光反射は部屋の中を暗くして確認することが通常と考えられている. 暗くすることで, 多くの光を取り込もうと瞳孔が大きくなる. 反応の幅をより大きくすることで反射の観察をしやすくする.

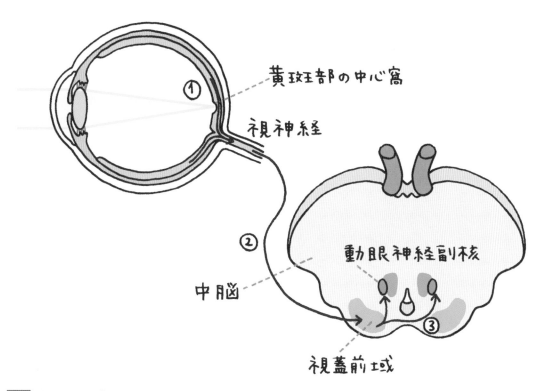

図14▶ 光刺激の通り道
①光は眼のレンズを通って黄斑部の中心窩に集約される.
②眼球内に入った光は視神経を通って, 中脳の後側の視蓋前域に入る.
③視蓋前域から動眼神経副核へ. 動眼神経副核は瞳孔括約筋につながる神経の乗り換え駅.

 視蓋前域って, 結構大きな部分を占めているのですね.

 ここではわかりやすく, 大きく記載しているけど, 実際はもっともっと小さいよ. 左視蓋前域からは2つに光の刺激が, 同側(左側)の動眼神経**副**核と反対側(右側)の動眼神経**副**核とに向けて分かれるよ.

 「動眼神経核」というのも聞いたことがあるのですが……別物ですか?

よくある臨床の疑問❓ (22)

 兄弟みたいだけど全然違う. 簡単にいうと, 動眼神経副核は瞳孔括約筋(と網様体筋)のみを支配している(動眼神経副核という名前じゃなくて, 瞳孔括約筋核っていう名前のほうがわかりやすいのにね).
それに対し, 動眼神経核はあらゆる眼運動に関する神経を支配していて, 眼球につながる筋肉をコントロールしているんだ.
ちなみに, 動眼神経は二重になっていてね, 外側をこの動眼神経副核から出ている瞳孔括約筋につながる副交感神経が取り囲んで, 中心部分に眼球の筋肉(図15)につながる運動系神経があるんだよ.

よくある臨床の疑問❓
Q&A **22**

Q 動眼神経副核は動眼神経核とは異なるか?

A 動眼神経副核と動眼神経核とは異なる. 動眼神経副核は, 瞳孔括約に神経を送っている. 一方, 動眼神経核は, その他の眼球を動かす内直筋や上直筋など動眼神経によって動かされる筋肉に神経を送っている.

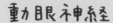

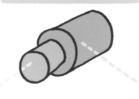

運動系
→ 眼球の筋肉

副交感神経系
→ 瞳孔括約筋

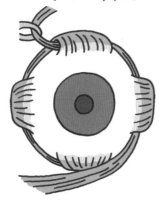

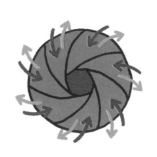

図15 動眼神経の二重構造
- 動眼神経を輪切りにすると2つに分かれている.
- 中心部は運動系の神経（動眼神経核）.
- 周辺部は副交感神経系（動眼神経副核）.

最終的に，光の刺激は動眼神経を通って瞳孔括約筋につながって，括約筋が収縮します．この経路を把握することが大事です．つまり対光反射をみることで，「網膜→視神経→中脳視蓋前域→動眼神経副核→瞳孔括約筋」の経路に異常がないかをみていることになります．具体的な見方はまた後で詳しく説明するよ．

間接反射のメカニズム

それじゃあ，よくいわれる間接反射の仕組みを考えてみよう．
間接反射とは光を当てていないほうの瞳孔が収縮することをいいます．
もう一度，光刺激の通り道を確認してみよう．

光刺激の通り道について（図16）
①網膜に写し出された情報は視蓋前域に送られる.

②視蓋前域から刺激が2つに分かれる．左側の動眼神経副核
　と，右側の動眼神経副核．
③左眼から入った光刺激は両方の動眼神経に送られる．だから
　反対の右側の瞳孔括約筋も収縮する．
④しかし，たとえば視蓋前域に到達する経路や視蓋前域が障害
　を受けると，その刺激が伝わらなくなる．

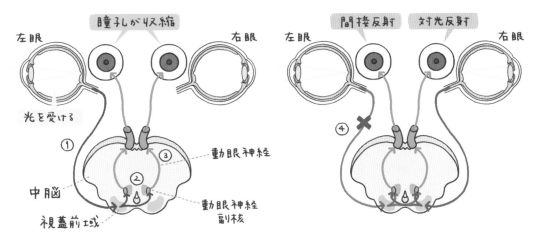

左眼　瞳子がり又縮　右眼　　　　左眼　間接反射　対光反射　右眼

光を受ける　①　　③　動眼神経
中脳　②　　動眼神経
視蓋前域　副核

④✕

A　光刺激の通り道　　　　B　光刺激の通り道に障害があると……
　　　　　　　　　　　　　　　左側に光を入れても両方の瞳孔括約筋は反応しない．

図16▶間接反射のメカニズム

もし左側から伝わる経路に損傷があれば，左眼に光を入れたと
しても刺激は伝わりません．
ですが，逆に右側に光を入れた場合はその刺激が両方の瞳孔括
約筋に届くため，右眼も左眼も反射をみることができます．
右眼には直接光を受けているため「対光反射」と呼び，左眼は右
眼に当てた光の影響を間接的に受けるだけなので「間接反射」と
呼びます．
つまりこの場合，「右眼対光反射あり，左眼間接反射あり．左
眼対光反射なし，右眼間接反射なし」という言い方になります．
アセスメントをするうえでは，機械的な記憶に頼るのではな
く，神経の経路を正確にたどって考えられることが，見方を深
め，また応用を利かせるために重要なポイントとなります．
ただもっと大事なのは，何のために対光反射と間接反射を観察
するかということですが，
もちろん脳・神経に障害がないかを確かめるためです．

瞳孔不同（アニソコリア）がある……
緊急事態じゃないの？

たとえば瞳孔不同は左右の瞳孔に0.5 mm以上の差があること
をいいます．

臨床では瞳孔不同を危険なサインと考えていることが多いですが，実は正常なケースというのはあるのですか？

よい視点だね．ではなぜ瞳孔不同が起きているかを一緒に考えてみよう．

瞳孔不同のメカニズム

まず，瞳孔不同にかかわる筋肉は瞳孔括約筋です（図17）．

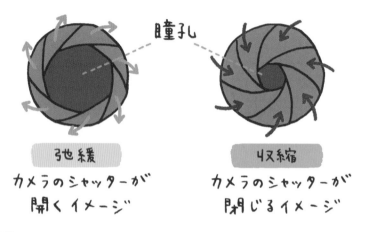

図17▶ 瞳孔括約筋の働き
● 瞳孔括約筋の弛緩で瞳孔が散大．
● 瞳孔括約筋の収縮で瞳孔が収縮．
● 瞳孔不同にかかわる筋肉は瞳孔括約筋．

弛緩っていうのは，筋肉が緩んだ状態だったよね．この瞳孔括約筋に指令を出しているのは何神経？

動眼神経です．

そう．もう少し詳しくいうと，動眼神経の中の副交感神経．動眼神経は中脳から出ている．実際の写真を見てみよう（図18）．

Column

生理的瞳孔不同

瞳孔不同の中でも生理的瞳孔不同といわれ生まれつき瞳孔に左右差がある場合がある．その割合は約20%．瞳孔不同といっても問題なのは，頭蓋内圧が高くなっていると考えられるとき．頭蓋内圧の亢進が続くと脳ヘルニアを起こし生命に危機が訪れる．これを素早く察知するための指標の1つに瞳孔不同があるのであって，ここに瞳孔を確認する意義がある．大事なのは脳ヘルニアの前兆を見逃さない．逆にいうと脳ヘルニアによる瞳孔不同を観察する前に生命の危機的状況を把握し対処する必要がある．

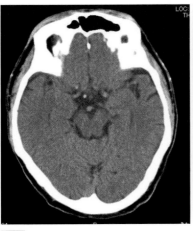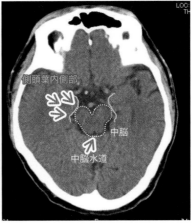

図18 中脳はネズミの形

 これは実際の脳画像だけどね、ネズミの形に見えるところがあるよね。そこが中脳。「チューチュー中脳」って覚えるんだ。

 「チューチュー中脳」……ですか。語呂がよくて忘れないですね。

 おすすめの覚え方です。ちなみに動眼神経はネズミの耳の付け根から出ているよ（図19）。神経までは画像に写らないけど、イメージが大切。

 "角が生えたねずみ"のイメージですね。

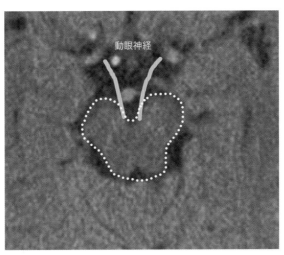

図19 ネズミの耳の付け根から動眼神経が出ている

 図18の側頭葉内側部に矢印がありますが、これはどういう意味ですか？

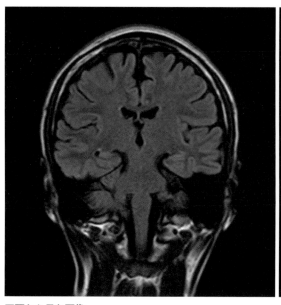 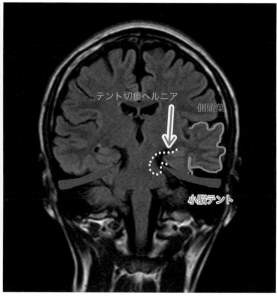

正面から見た画像

ちょうど耳の横で，縦に輪切りにした写真．

小脳テントは，小脳の天井部分に三角テントのようになっている．

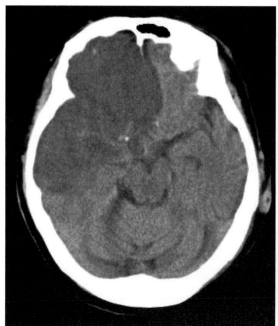 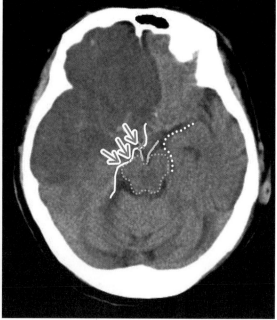

テント切痕ヘルニアの脳画像

チューチュー中脳の耳がつぶれている．

耳がつぶれるとその根元から出発している動眼神経も圧迫を受ける．

画像には映らないけど角（動眼神経）がへし折られている状況がイメージできる．

図20 ▶ テント切痕ヘルニアが中脳と動眼神経を圧迫する（次頁へつづく）

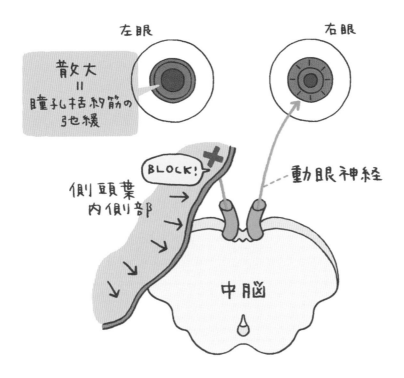

図20 テント切痕ヘルニアが中脳と動眼神経を圧迫する（つづき）

ネズミの耳はつぶれているか，はたまた角は折られているか

この矢印はチューチュー中脳が圧迫を受ける様子です．圧迫を
受けると反射に影響が出ます．具体的にまず，天幕（テント）切
痕ヘルニアについてみてみよう．

> **天幕（テント）切痕ヘルニアとは**
>
> ・図20を見ると，側頭葉内側部というのがあります．
> ・図20のように脳が腫れた場合，この側頭葉内側部が矢印方向に押されてしまう．ネズミの耳の付け根部
> 分から出ている動眼神経も（画像には映っていないが）圧迫されています．
> ・この状態を正面から見た画像が図20．テントの上から脳が飛び出ていることから，「テント切痕ヘルニ
> ア」と呼びます．

動眼神経がブロックされているということは，それ以上刺激が
伝わらないということです．つまり，瞳孔括約筋への刺激が遮
断されているということになります．
この場合，左側の動眼神経が圧迫されて遮断されているので，
左眼の瞳孔括約筋も遮断されることになります．
具体的に，左の瞳孔括約筋が弛緩して左眼の瞳孔が散大する．
すると両眼の瞳孔の大きさが不ぞろいになります．
これが瞳孔不同のメカニズムです．

対光反射が迅速でなければヘルニアを疑う

前に勉強した対光反射は覚えているでしょうか.
対光反射は,「眼球から中脳を通って, 瞳孔括約筋に至る経路をみている」と伝えましたが, その最大の目的はこのヘルニアの徴候を見逃さないことにあります.
対光反射は, 瞳孔が迅速に反応するというのが正常のサイン.
迅速に反応することがなぜ大事なのか?
それを根拠づけるものとして, GCS-Pと, 加えてGCS-APというのがあります.
GCSは, あの意識評価で使ったGCSのことで, GCS-PとGCS-APはその応用版となります.

意識状態と対光反射で死亡率がわかる?

前にGCSを勉強したね.

はい, 意識状態を計るスコアです.

GCS-PとGCS-APはその応用版のようなものです. 具体的な判定方法をみてみましょう.

> **GCS-P, GCS-APの「P」とは**
> ・Pとは, Pupil Reactivity Score(瞳孔反応スコア)の頭文字.
> ・瞳孔の反応性を示したもの.
> ・反応性は対光反射でみる.
> ・対光反射が両眼ともない場合の点数は2点. どちらか片方の眼のみない場合は1点.
>
> **GCS-Pとは**
> ・GCSの評価から,「P」の値を「引く」ということ.
> ・たとえば, GCSが10点だとして, 瞳孔の反応が一方だけない場合は, そこから「1」を引いて, GCS-Pは9点となる.
>
> **GCS-APの「A」とは**
> ・Aは, 年齢:Ageの頭文字.
>
> **GCS-APとは**
> ・GCS-Pの数値と年齢を用いた評価方法.
> ・6ヵ月後の死亡率を示す.
> ・**図21**を用いて評価する.

A(age)

年齢	1	2	3	4	5	6	7	8	9	10	11	12	13	14	15
15	22	18	15	12	9	8	6	5	4	3	2	2	1	1	1
20	25	21	17	14	11	9	7	6	4	4	3	2	2	1	1
25	29	24	20	16	13	11	9	7	5	4	3	3	2	2	1
30	33	28	23	19	16	13	10	8	6	5	4	3	2	2	2
35	37	32	27	22	18	15	12	10	8	6	5	4	3	2	2
40	42	36	31	26	21	17	14	11	9		7	6	5	4	3	2
45	47	41	35	29	25		**33%**				7	5	4	3	3
50	51	45		33	28				0	8	6	5	4	3
55	56	50	44		32	27	22	18	15	12	10	8	6	5	4
60	61	55	48	42	36	31	26	21	18	14	11	9	7	6	5
65	65	59	53	47	41	35	30	25	20	17	14	11	9	7	6
70	69	64	58	52	45	39	34	28	24	19	16	13	10	8	7
75	73	68	62	56	50	44	38	32	27	23	19	15	12	10	8
80	77	72	67	61	55	49	43	37	31	26	22	18	14	12	9
85	80	76	71	65	59	53	47	41	35	30	25	21	17	14	11

GCS-Pの数値

図21 GCS-PAの評価方法

 図21を見てほしい．たとえば50歳の男性が救急に運ばれてきたとしてGCSがE1V2M3だったとする．眼に光を当てて両方の瞳孔が反応しない場合，GCSの6点からPの「2」を引く．

 GCS－Pが「4」で，年齢が50歳だから6ヵ月後の死亡率33％という数値がみえてきます！

 ここから読み解けるのは，やっぱり瞳孔の反応性というのは臨床の観察としてとても重要であるということです．
何よりヘルニアによる瞳孔不同は気をつけたほうがよい．深刻な病気を疑うべき徴候です．
特に脳が実際に腫れていたり，腫れやすかったりする患者に，瞳孔不同がみられたり，対光反射の反応性が鈍くなったりしているときが要注意だよ．

 ただ，なかには瞳孔不同だけど意識も問題ない，麻痺もない，通常に日常生活を送っているということもありますよね．

 そう．実は生理的な瞳孔不同ということもあります．生まれつきの人だったり，眼の治療をした人だったり．これらの場合，瞳孔不同は命には直結しないから大丈夫です．だから瞳孔不同があったとしてもまずは驚かないことが大事．

 なるほど．よくわかりました．

4
だれも教えてくれない眼球の動き

瞳孔の大きさはどのようにして決まるか

瞳孔にかかわる筋肉

 対光反射による縮瞳は，さっきも説明したように「瞳孔括約筋」⬚が主役だけど，瞳孔を広げようとする「瞳孔散大筋」⬚との力のバランス関係で成り立っています．
瞳孔を縮めようとする力と瞳孔を広げようとする力との綱引きみたいなもので，上2つの筋肉の引き合いによって瞳孔の大きさはうまく均衡を保っています⬚．

支配する神経が異なる括約筋と散大筋

 綱引きしている瞳孔括約筋と瞳孔散大筋，実は支配する神経が異なります．
図22を見ると，瞳孔括約筋は動眼神経の中の「副交感神経」支配です．一方，瞳孔散大筋は「交感神経」支配となっています．
そして，交感神経と副交感神経はよく「対」で考えられますが，この図からもわかるように全然違う経路を通っています．

⬚ **瞳孔括約筋とは**
- 瞳孔を収縮する筋肉．
- 常に瞳孔を小さくしようとしている．
- 障害があると瞳孔が散大する．

⬚ **瞳孔散大筋とは**
- 瞳孔を開く筋肉．
- 常に瞳孔を広げようとしている．
- 障害があると瞳孔が収縮する．

⬚p.59，表1頁参照

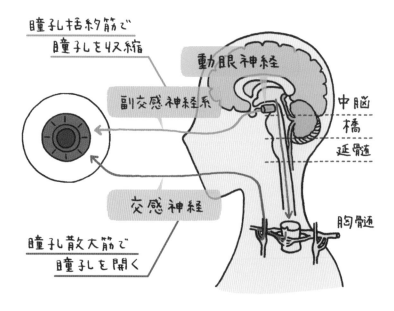

図22 瞳孔にかかわる神経
- 瞳孔括約筋は「副交感神経」支配．
- 瞳孔散大筋は「交感神経」支配．

 とすると，瞳孔の大きさをみることで，括約筋と散大筋のどちらの引きが優勢かわかり，さらに優勢でないほうの神経の経路になにか障害が生じている，と考えることができます．

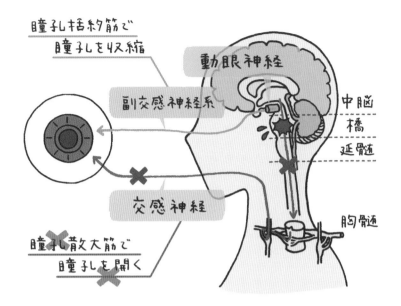

図23 橋出血の場合

●たとえば橋出血により交感神経が障害を受けると，副交感神経が優位に働き，瞳孔括約筋によって瞳孔が収縮する.

縮瞳のメカニズム

・交感神経は，脳幹部の中央寄り（網様体）に経路がある. ずーっと下行して脊髄内に入り，側角というところを通る.

・側角から前角部①を抜けて交感神経幹②に入力する. 上頸神経節から瞳孔散大筋に向かう

・この交感神経の経路が遮断されると，瞳孔散大筋へつながる経路が遮断されたことになる. この場合，瞳孔散大筋がまったく働かなくなるため，瞳孔括約筋の力が優勢勝ちし，瞳孔が小さくなる（図23）.

　→つまり縮瞳をみたら，これら交感神経の経路のどこかが障害されていると推測できる.

瞳孔散大のメカニズム

・副交感神経（動眼神経）が遮断されると，瞳孔括約筋へつながる経路が遮断されたことになる. この場合，瞳孔括約筋がまったく働かなくなるため，瞳孔散大筋の力が優勢勝ちし，瞳孔が大きくなる（図22）.

　→つまり，瞳孔散大をみたら，副交感神経の経路のどこかが障害されていると推測できる.

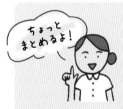

ちょっとまとめるよ！

・対光反射は脳幹までの光刺激の道のりを把握する反射.

・この道のりの異常があれば反射の反応は鈍くなる.

・対光反射にかかわる筋肉は瞳孔括約筋. 瞳孔を縮める役割がある.

・瞳孔は大きさや不同だけではなく，反応性も確認する.

・散瞳，縮瞳をアセスメントするには機序を学習する.

5 めまいのみかた

今回も眼の話です．患者がめまいを訴えるとき，その原因を探ることが大切であり，特に末梢性のめまいなのか，中枢性のめまいなのか，を区別することが重要です．眼の動き—特に「眼振」と呼ばれる独特の動きを察知する必要があります．そして眼振のアセスメントを前提に，どのようなときにめまいが起こりやすいかを聞き，もしくは運動麻痺，運動失調，指鼻指テストといった神経所見を探る診査を組み合わせ，原因を特定していきます．

めまいを訴えたら3つ考える

今日はめまいについて学習していきましょう．
看護師として，めまいを訴えた患者さんのアセスメントもできるようにならないとね．
まず，めまいといったら3つの可能性を考えます．

めまいを訴えたら3つの可能性を考える
①BPPV▤：良性発作性頭位めまい症．
②メニエール：前庭神経炎．　　よくある臨床の疑問❓ (23)
③中枢性：中枢＝脳・脊髄．脳血管疾患によるめまい▤．

よくある臨床の疑問❓
Q&A 23

Q 前庭神経とは何か？
A 前庭神経は脳神経の8番神経聴神経の一部．
聴神経は前庭神経と蝸牛神経からなる（図1）．

▤BPPV：benign paroxysmal positional vertigo
▤p.86参照

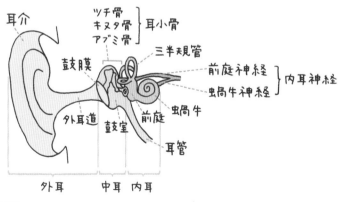

図1 耳の構造

めまいの訴えはさまざまです．ぐるぐる回っているとか，ふわ
ふわする感じ（脳神経外科の臨床にいるとよく聞きます）とか，
なかには船に乗っているみたいと表現する人もいます．その訴
えからアセスメントするのはなかなか難しい．
一点その助けとなるポイントとなるのは，めまいのときに何か
動作をしていたかどうかということです．
たとえば「起き上がったときに」めまいが起きたとか，「物を拾
おうと前にかがんだときに」とか，「寝がえりを打ったときに」
という，何か動作が伴っていたかです．
そのため患者さんに**めまいの訴えを聞くときには，「どんなと
きに起きやすいか？」**も一緒に聞いてみることにしよう📖．

📖p.85参照

なぜ伴う動作を聞くのかについてはのちほど詳しく説明する
よ．

めまいの訴えは眼振で読み解く

 患者さんがめまいを訴えたとき，あわせて眼振も確認してみよ
う．眼振を確認することでめまいの原因を探ることができるか
らです📖．

📖p.84参照

まず眼振というのは黒目が小刻みに動いている状態です．
さらにそのなかに「ス〜ッ」と「キュッ」という2つの動きを見出
す必要があるのです．

 「ス〜ッ」と「キュッ」？　なんですか，それ．

 つまり眼球が「ス〜ッ」と流れて「キュッ」と戻る．そしてこの場
合「キュッ」と戻る方向を指して「右向きに眼振がある」また「左
向きに眼振がある」というのです．たとえば図2を見て．これ
はどちら向きの眼振になるかな？

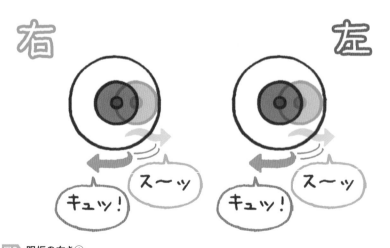

図2　眼振の向き①

「キュッ」となっているほうが右方向なので右向きの眼振.

正解. では次(図3)は?

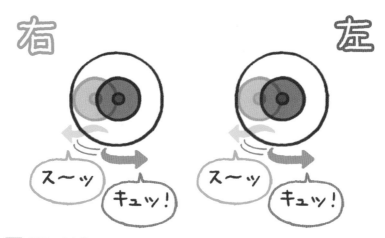

図3 眼振の向き②

右側に「ス～ッ」で左側に「キュッ」なので左向きの眼振ですね.

正解. とにかく「ス～ッ」「キュッ」で判断するんだよ.
「キュッ」の方向を眼振の向きとして記録に残します.
眼振の向きをヒントにどうめまいの原因を読み解くかについて
は, またあとで詳しく解説します📋. 📋p.84参照

BPPV(良性発作性頭位めまい症)
BPPVの機序―眼振はどんな状態で出ているのかを考える

患者さんがめまいを訴えたとき, 「どのような動作のときにめ
まいが起こりやすいか?」を聞くことがよいといいましたね.
たとえば「起き上がる」「寝返りをうつ」などです.
つまりは「"頭の位置を動かしたとき"にめまいが起こるか?」の
情報を収集します.
そして頭の位置を動かしたときに起こるめまいとわかったら,
BPPV(良性発作性頭位めまい症)の可能性が高いと考えます.
このめまいは耳内部の三半規管(図4)が関係しています. 三半
規管って聞いたことはありますか?

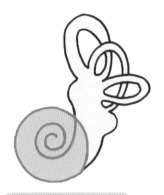
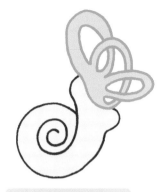

蝸牛
● 音を増幅するところ.

三半規管
● 3つの半円チューブが上下, 左右, 前後の動きを感知している.
● チューブの中には水(リンパ液)が流れている.
● リンパ液がどの方向に流れるかによって自分の位置を理解している.

図4 蝸牛と三半規管

 BPPVの機序を簡単に例えると, 流れるプールに大きな石が落ちて流れを妨げて変える, するとめまいが起こる, と表現することができます.
　流れるプールに落ちた石, それが三半規管のなかでは「耳石」というものになります(図5).

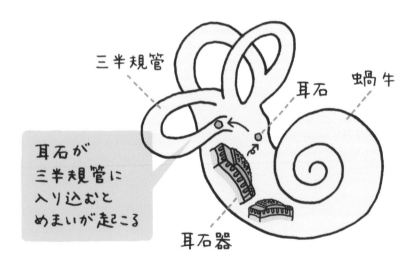

耳石が
三半規管に
入り込むと
めまいが起こる

三半規管

耳石　蝸牛

耳石器

図5 耳石とめまい
● 耳石は本来, 三半規管と蝸牛の間にある耳石器にくっついている.
● 耳石にズレが生じることで, 身体の向きなどを感知している.
● 耳石が何かの拍子で剥がれ, 三半規管に落ちてしまうことでめまいが起こる.

もう少しわかりやすく，三半規管を1本のチューブに例えてみるよ（図6）．その中に水がある．チューブを傾けると水は傾いたほうに流れるよね．これで右に傾いているなと私たちは感じることができます．

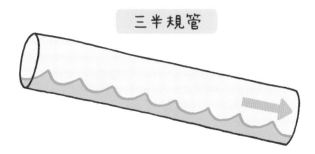

図6 傾きと三半規管
● 水の流れにより傾きを感知する．

そのチューブの中に石があったら……石もゴロゴロと流れる（図7）．でもゴロゴロと流れるからその周りの水の動きは不規則になるイメージです．
もう気づいていると思いますが，この水はリンパ液，石は耳石の例えです．
その不規則な水の流れを感知すると神経は混乱するということになります．

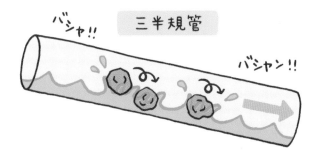

図7 BPPVが起こるしくみ
● BPPVは，三半規管に耳石が入り込み，水の流れが不規則になることにより起こると考えられている．

眼振を理解するためには前庭動眼反射を理解する

眼振には三半規管が関与していることは理解したよね．ここでは三半規管が関係する反射−前庭動眼反射について考えるよ．
前庭動眼反射は**首を回旋させても顔を傾けても，眼球は真ん中を向いている**っていう反射のことをいうよ．
反射は簡単にいうと，自分でやろうと思ってもできず，勝手にそうなっているということです．

Column

BPPV

BPPVには運動療法が効果的といわれている．頭位の変化でめまいを訴える場合はこのBPPVの可能性が高いが，脳の画像所見を確認し中枢性のめまいであることが完全に否定されるまで注意が必要．めまいという症状からすぐに病院へ駆けつけるため，すぐに画像に現れないこともあり，翌日の検査で小脳の病変だったということもある．

前庭動眼反射（図8）

・首を回旋させても顔を傾けても，眼球は真ん中を向いて常に一点を見ようとする反射．

・常に一点を見ようとする反射．

・左側の前庭神経が興奮すると，眼は右を向く．

・右側の前庭神経が興奮すると，眼は左を向く．

・"反射"なので意識的に動かす眼の動きと違う．

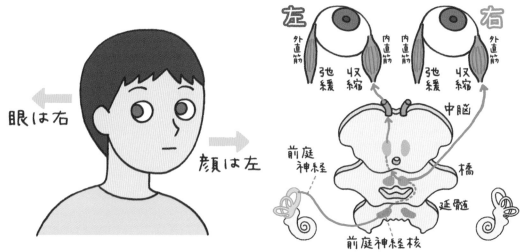

（1）意識的に顔を左に向けると……

（2）勝手に眼は右を向く．

（3）結果として，視点は一点を見つめ続けている．

● 前庭神経核は橋と延髄にまたがっている．

図8　一点を見て，顔を左に向けると……

　図8右を見て．三半規管から神経が脳幹（延髄）に入っているよね．場所は前髄の前庭神経核．この辺は前庭神経核が密集しているので核群ということもあります．

　橋と延髄の間に前庭神経に関係する「駅」がいっぱいあるイメージですね．

　そう．経路としては三半規管からの情報が前庭神経から前庭神経核に入力される．前庭神経核からは小脳や視床，そして第Ⅲ脳神経と第Ⅳ脳神経に向かう．

ついでに左右逆のパターン（図9）もみてみよう．

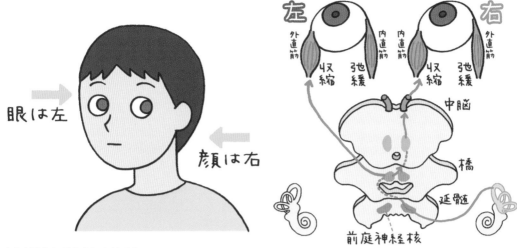

眼は左

顔は右

(1)意識的に顔を右に向けると……
(2)勝手に眼は左を向く.
(3)結果として,視点は一点を見つめ続けている.

図9 一点を見て,顔を右に向けると……

 ところで反射はなぜ必要なのでしょうか.
先ほどの例では左右の目線の話しかしていませんが,たとえば前を向きながらランニングしているとすると,実際には,身体や頭は,上下左右やいろいろな方向に動いています.
ですが目標としてみているゴール地点の旗は目線としてぶれない.
なぜかというと,それは前庭動眼反射によって視線が微調整されているからです.
もしこの反射がなかったら旗なんてブレ過ぎてみられたものではありません.

 そういえば,左右に限らず自分でいろいろな方向に首を振ってみても,無意識に一点を見つめていますね.

 そう,それが前庭動眼反射.

三半規管が前庭神経に及ぼす刺激のメカニズム

 では具体的に前庭動眼反射の機序を学んでいきます.三半規管の入り口には,水の流れを感知して頭の動きを感じ取るイソギンチャクみたいなセンサーがある.これを「クプラ」(図10)といいます.
クプラには刺激を促進するものと,抑制させるものがあります.

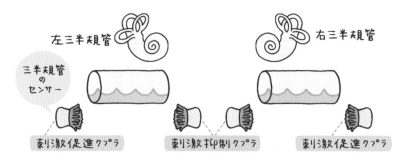

図10 三半規管のセンサー「クプラ」
● 三半規管には「クプラ」と呼ばれるセンサーがある.
● クプラはイソギンチャクみたいに,フラフラ動いている.
● クプラには刺激を促進するもの,抑制するものの2つがある.

正面を向く

たとえば,正面を向いているとして,左右にある三半規管のお互いの力関係が50:50と考える.
お互いの三半規管が等しく綱を引き合っているイメージです.
そして今度は,左右それぞれの三半規管だけ注目する.たとえば左側の三半規管だけに注目すると刺激促進クプラと刺激抑制クプラの関係が25:25と考える.左右ともに釣り合っている状態だよね(図11).

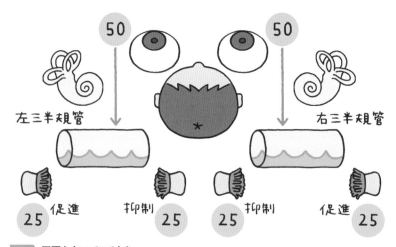

図11 正面を向いているとき

左に向く

では次に左に向くとどうだろう.すると,眼は頭と一緒に左側を向かないで,正面を向いたままです(図12).つまり自分の頭を基準にみると勝手に右側を向いて視線がぶれないようにしています.

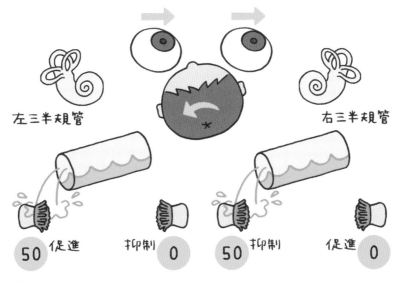

図12 左に向くとき
● 左に向くと左の三半規管の促進クプラが刺激を受ける.
● 左に向くと右の三半規管の抑制クプラが刺激を受ける.
● 左三半規管の「促進」クプラへの刺激が前庭神経に伝わり，反射によって視線を右に向かせる.

 このとき左の三半規管のクプラの力関係が変化して促進クプラが50となります.
チューブの水が滝のように流れてセンサーを刺激しています.
当然刺激側が優位に立つので，この刺激が前庭神経に伝わります.

右に向く

 では逆に「右に向く」場合（図13）も考えてみましょう.

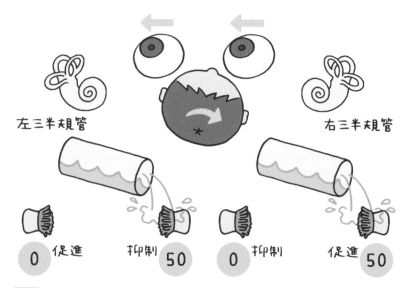

図13 ▶ 右に向くとき
- 右に向くと右の三半規管の促進クプラが刺激を受ける.
- 右に向くと左の三半規管の抑制クプラが刺激を受ける.
- 右三半規管の「促進」クプラへの刺激が前庭神経に伝わり,反射によって視線を左に向かせる.

 頭を右に回旋すると,三半規管のリンパ液が移動する.右側の三半規管の刺激促進クプラが50で刺激抑制クプラが0になりますね.つまり右側のセンサーを刺激することで,眼は左側を向いて視線がぶれないようにする.つまり,前庭動眼反射にはこの三半規管が関与しているってことですね.

 そのとおり.では詳しい機序を図14で確認してみましょう.

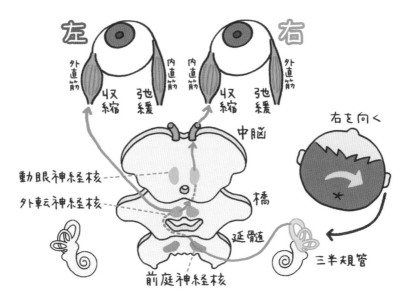

図14 前庭動眼反射の機序
- (1)顔が右を向く.
- (2)右の三半規管が刺激を受けて，その情報が前庭神経核に伝わる.
- (3)前庭神経核からは反対側の外転神経核に.
- (4)左外転神経核からは右の動眼神経核に情報が伝わる.
- (5)(3)と(4)に情報が同時に伝わることで眼球はずれなく動く.
- (6)左眼の外直筋と右の内直筋が収縮する.
- (7)結果として眼球は顔の動きと反対側を向く.

 なるほど．わかりました……でも正直ちょっと難しいので，今のところは右の三半規管が刺激を受けると眼球は左側と向くと機械的に覚えておきます(笑).

 それもあり．難しく考えすぎるのもよくないからね.

BPPVと三半規管

 前庭動眼反射を理解したところで，もう一度BPPVに戻りましょう.

ここでさらに理解を深めさせてくれるのが比率の考え方です.

BPPVとは，良性発作性頭位めまい症でした．通常であればこれまで確認したように，左に頭を向けたら眼は右に向きますが，ここで左の三半規管に耳石が落ちたとするとチューブの中でその石が転がる.

そうなるとイソギンチャク(クプラ)のセンサーはどう反応するでしょうか(図15).

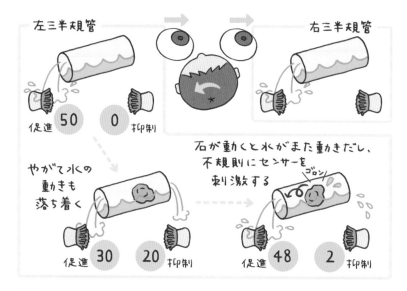

図15 耳石があると水の流れが不規則になる
● 図では左側の前庭神経が刺激を受ける.
● 耳石が落ちる原因はさまざま.

 まず図をみて気づきましたが, 石の影響で水の流れ方が不規則です.

 いいところに気づいたね. 水の流れの不規則さは刺激の不規則さを意味します. 通常に比べて刺激がどれくらい減弱するのか, その比率も数字で表すとわかりやすい. たとえば, 50で刺激促進クプラを刺激していたものが, 石が流れをジャマして30の力の刺激になったり, 20の力で刺激になったりすると考えるわけです.

 そうかぁ. すると, このときの水の流れの強弱が眼振に関係あったりしますか.

 勘がいいね. 不規則に水が流れ出ると, センサー(クプラ)にも不規則に刺激が伝わる. すると眼球も不規則にピクピク動きます. 実はこのピクピクした動きを眼振というのよ.

アドバイス
難しいと思ったらすぐに読むのをやめてください！（笑）いつか, 余裕があるとき, ここに戻ってきてくれればよいです！

眼振の見方

 では次に左に耳石が落ちているときの左右の三半規管の動きを見てみよう(図16).

 はい.

 頭を右に向かせる. すると右の三半規管が刺激を受けて, 目は左側を向きますね.

 前庭動眼反射ですね. これは通常の反応だと思いますが……今回は左の三半規管に石がありますよね.

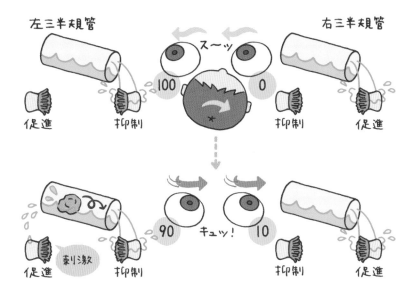

図16 左に耳石が落ちているとき

●「ス〜ッ」は前庭神経が刺激を受けて起きる通常の反射.
●「キュッ」は左三半規管の刺激促進クプラが不規則に刺激を受けて起こる動き.

 そう. 左の三半規管に落ちている石がゴロゴロと動き出すと, 水の流れが乱れてしまう.
通常だと左の三半規管は抑制クプラだけを刺激する.
でも水の流れが乱れているので, 一部の水が左の刺激促進クプラにも少しばかり刺激を与える.
この刺激促進クプラへの刺激が眼を右側にキュッと向かせてしまう.

 よくわかりました. やはり**この石が水の流れを乱してしまうことが問題**なのですね.

▷この考えが重要!

 BPPVはこのように頭の位置を変えることで眼振が生じます.
本来, 眼は左を向いているはずなのに, 左の三半規管の刺激促進クプラが刺激されるため混乱してしまいます. その症状として現れるのがめまいです.
実は落ちた耳石も, 頭の位置を変えなければ動かないし, 水の流れを乱すこともありません.
言い方を変えると, 頭を動かすときにだけ, 石も動いて, 水の流れを乱し, 眼振が起こります.
これがBPPVの特徴の1つです. だからどんなときにめまいが生じるか—たとえば「起き上がったとき」(頭を動かしたとき)などに生じるかどうかが重要になります.

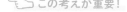

5

めまいのみかた

なお，これまで説明したように前庭神経核(群)などは脳幹と呼ばれるとても小さな部分に密集しています．だから眼振だけがあることはむしろ珍しくて，そこに他の神経所見があることもよくあります．あわせて運動機能障害などの神経所見も観察することが大事です．

場合によっては中枢性のめまいの場合もあり，何かに決めつけず，他にも症状がないかを確認する姿勢が重要です．

もちろん詳しいことは，耳鼻科を受診して検査しなければわかりませんけどね．

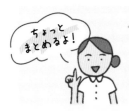
・BPPVは良性発作性頭位めまい症といわれる．BPPVの原因は耳石．三半規管にこの耳石が落ちてしまい三半規管内のリンパ液の流れが一定ではなくなることで眼振が起きる．ただし，詳細は専門的な検査が必要であるため，やはり眼振が現れたら中枢性のめまいの可能性も考える必要がある．

「中枢性」のめまい

中枢性のめまいは臨床ではそんなに多くない症状．その頻度は1.7％という統計があります．救急で来院する「めまい」を訴える患者さんのほとんどは末梢性のめまいです．でも，そのなかにいる中枢性の眩暈を見逃さないのが重要です．めまいの訴えは大きく「**眼が回るような感覚**」と「**ふわふわと浮いたような感覚(船に乗っているような感覚)**」と表現されます．そのうち中枢性めまいは後者が特徴ですが，なかには「眼が回る」と表現する人もいるため注意が必要です．そしてその感覚が常に続いていることが問題となります．

次は特に脳神経外科の看護師に知っておいてほしい「中枢性」のめまいについて勉強しよう．これまで勉強してきた三半規管や前庭神経核の話が中心となってくるからね．

しっかり復習してきました．

まず三半規管や前庭神経核に栄養を送っている血管を知っておく必要があります．

三半規管に栄養を送っている血管は前下小脳動脈(AICA🗒，アイカ)．
延髄の前庭神経核に栄養を送っている血管は後下小脳動脈(PICA🗒，パイカ)とAICA[延髄と橋の間を灌流]．

🗒AICA：arterior inferior cerebellar artery

🗒PICA：posterior inferior cerebellar artery

もしかすると，このAICAやPICAが出血・閉塞した場合に周辺の神経が障害を受けて，めまいのような症状が出るということですか？

 そう．ただし絶対に出るということでなく，出やすいということです．それでは神経が障害を受けた場合の影響について，具体的にどのような機序かを確認しよう．

末梢性めまい/中枢性めまいの機序

 本来頭が左に回ったら，左側の前庭神経が刺激される．左側の前庭神経が刺激をされるので，目はどちらを向こうとする？

 視界がぶれないように右側を向こうとする．

 そうだよね．一点を見続けようとするはずだよね（図17）．

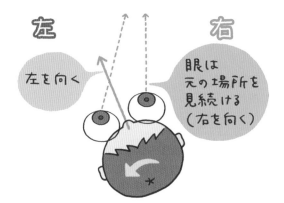

図17 眼は元の場所を見続ける（右を向く）
● 頭を左に向けたら眼は右を向く（一点を見続ける）
● 逆に頭を右に向けたら眼は左を向く（一点を見続ける）

末梢性めまい（三半規管〜前庭神経に障害）の場合

 ただ，たとえば左の三半規管から前庭神経までの間で障害を受けると，その右へ向こうとする反射（前庭動眼反射）は鈍くなる．なので，眼は頭と一緒に左に動いてしまう．でも先に結果をいうと，確かに頭を左に回すと「スーッ」と眼も一緒に左を向きますが，最後「キュッ」と右に向きます（図18）．

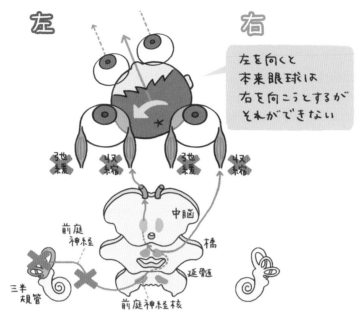

図18 三半規管から前庭神経が障害されたら
- 左の三半規管から前庭神経までが障害を受けると頭の回転が伝達されない.
- 頭の回転が伝達されないから眼球はどちらを向いたらよいかわからない.

 すみません. 図18を見ると左の前庭神経が障害を受けてその後の経路が遮断されていますが, 視線が一点を見続けようとする動き（右を向く動き）はなぜ完全になくならないのですか？

 ではもう少しシンプルに経路を確認してみよう. 眼球は正面を向いているとき, 眼球を動かす筋肉が50：50の関係になって均衡が保たれています.

ところが, 図19を見ると左の三半規管からの情報が途絶えてしまっています. つまり, 頭が回転しても眼球を逆方向に動かして一点を見つめるという機能が失われてしまう.

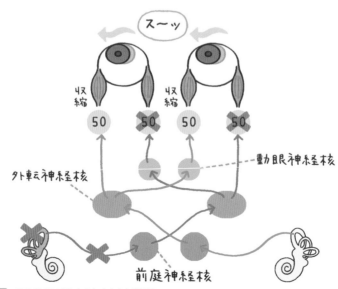

図19 前庭神経が障害されたら（末梢性）
左の前庭神経が障害されたら, それ以降の刺激が送られない.

一方で，右の三半規管からの経路は正常なので，筋肉を動かす気持ちはないが，左の三半規管からの力加減が50から0になってしまった関係で，相対的に左側に眼球を引っ張る力が優位に働いてしまう．

ただ，一点を見つめようとする反射の動きも残っており，その後，なんとか眼を右に向けようと頑張る．

一連の動きをまとめると，頭を左に回すと「スーッ」と眼は左を向いて，「キュッ」と右に向く，となります．

つまりキュっと眼が動く右向きが眼振の方向であることから，この場合「右向き（健側）への眼振」と呼びます．

中枢性めまい（前庭神経核に障害）の場合

これは前庭神経同様に延髄にある前庭神経核が障害を受けても同じです（図20）．

ここで大事なことをいいます．

三半規管から前庭神経核までに至る経路が障害を受けてめまいを伴うものを「末梢性のめまい」というのに対し，「中枢性のめまい」は前庭神経核以降が障害を受けた場合をいいます🗒.

📖「末梢性」と「中枢性」

● 「末梢性」とは三半規管から前庭神経核までの間．
● 「中枢性」とは前庭神経核以降．

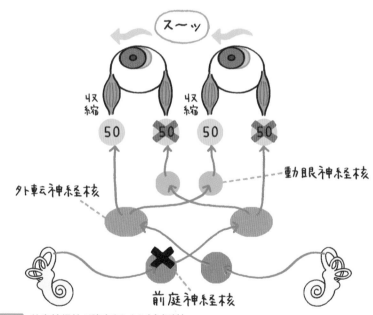

図20 ▶ 前庭神経核が障害されたら（中枢性）

中枢性と末梢性の違いがようやくわかりました．でも，中枢性であっても末梢性であっても眼振については同じ機序なのですね．

そう．そこをわかってほしいです．

では，眼振やめまいの様子だけでは，中枢性か末梢性かを見分けられないともいえますか？

見分けるポイントは2つ．①前にもいったように中枢性のめまいは末梢性に比べて多くないということ．また，②中枢性のめまいがあるときには，麻痺，失調症状，構音障害といった他の神経所見が何かしらあることが多いこと．②に関しては，はじめに神経所見が確認されて，そのなかで眼振が確認できたときに，「やはり中枢に問題があるのではないか？」と考えることが多いよ．

さらに，③中枢性のめまいの場合は「注視性の眼振」が特徴的です．これは注視することによって眼振が現れるという現象です．次の項で詳しく解説します．

注視のメカニズム

中枢性のめまいでは「注視性の眼振」が特徴的な所見となります．注視という言葉から眼球の動きに焦点を当てて学習します．

目を動かすための筋肉

では「注視」と言う現象を少し深く掘り下げてみようか．さっそくだけど「注視」とは何でしょうか？

注視は，視線が特定の方向を向いたままになることですか？

そのとおり．ではその「注視」を支配する神経について考えてみましょう．たとえば眼球が右を向くときは，左の脳の指令で眼球は右を向けますね．

覚えました．右脳は眼球を左に，左脳は眼球を右に，ですよね．

そう．ただし，これはあくまで眼球を右に「向け」たり，左に「向け」たりする方法．左に向けたまま眼球を「固定しておく」のは，また別の経路を使うのです．

ちなみに眼球の動き・固定などの機序を説明している看護師さん向けの参考書は少ないですが，臨床ではとっても大事だからここで覚えるといいよ．まずは眼球を動かしている筋肉から勉強してみよう！

さっそくですが，眼球にくっついている筋肉は何があるでしょうか？

内(側)直筋，外(側)直筋，上直筋，下直筋，上斜筋，下斜筋の6つです📖．

📖p.59参照

眼球は，この6つの筋肉が均衡を保ちながら常に真ん中の位置を維持するようにしています．これが大前提です．なぜかわかりますか？

……物が見えやすいように，ですか？

そう．眼で見ようとするものが常に視線の中心にあるほうが見やすいですよね．

まず大事なことは，①眼球にくっついている筋肉は6つあること，そして②それら6つの筋肉がお互いに協調・均衡しながら眼球の向きを正面方向に維持していること，この2つです．

 わかりました．

眼球の水平運動の中心はPPRF

 私たちは通常，2つの眼球を使って物を見ています．どちらの眼球も遅れることなく，同じ動きをしていますよね．

 そう考えるとすごいなぁって思います．

 本当にそうだよね．2つの眼球を使って見ているから，もしどちらか一方が遅れて動いたり，動かなかったりすると二重に見えたりして不便だろうけど，通常はそうならないですね．

このように2つの眼球をうまく同時に動かすための鍵がPPRFです📄．

普通は前頭葉から「左を向こう」という指令があって，PPRFという場所から左右それぞれの眼の神経核に指令が送られます（図21）．

よくある臨床の疑問❓ (24)

📄 PPRF : paramedian pontine reticular formation

よくある臨床の疑問❓

Q&A 24

Q PPRFとは何か？
A PPRFは両眼を水平方向に同時に動かすための中枢．ここが障害を受けると，両眼を同時に動かすことができなくなって複視などの症状が出る．

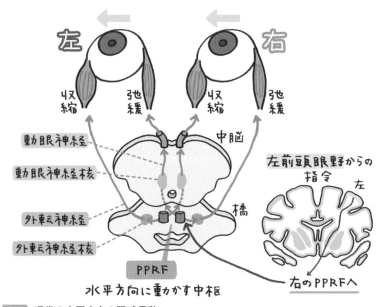

図21 通常の水平方向の眼球運動
● PPRFは眼球の左右水平方向への動きを司る中枢．
● PPRFから同側の外転神経核，反対側の動眼神経核へ．
● 外転神経核からは外転神経を通って外直筋へ．
● 動眼神経核からは動眼神経を通って内直筋へ．

PPRFというところで2つに分かれるから，うまく両眼が同時に動くんですね．

注視をするための綱引き

中枢性のめまいの場合，注視をすると眼振が現れる場合があるといいました．その理由を説明する前に，まずは簡単に注視の機序について解説します．

まずはp.79，図9を左注視といいます．つまり「横目を向き続ける」という「普通のこと」なのですが，案外この注視というのは難しい複雑な経路で成り立っています．

質問です．「横目を向き続ける」ということと「横目を向く」ということは違うことなのですか？

先ほどもいいましたが，眼球は6つの筋肉が綱引きして均衡し合い，常に真ん中の位置を保つようにしている．そのため，一方に眼球が動いた（横目を向く）場合も，本来は逆の筋肉が綱引きをして眼球を真ん中に戻そうとしています（図22）．にもかかわらず，注視で左側をずっと見ていられる（横目を向き続ける）のは，実はまた別の回路でコントロールされているからです．

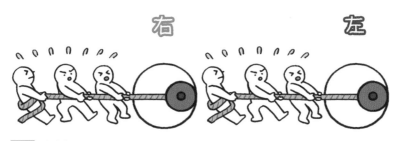

図22　左注視

その回路にかかわっているのが，①前庭神経内側核，②舌下神経前位核，③片葉小節葉（前庭小脳）といわれています．

よくある臨床の疑問❓ (25)

あれ？　舌下神経って舌を動かす神経ではないのですか？

そうです．ですが，どうやらこの②舌下神経前位核からは，眼球の筋肉を動かす神経すべてに神経路がつながっているらしいのです．正直難しくてわからない部分だけど，これら①〜③の**3つ**が関与することで，眼球がどこかの向きに注視・固定することができるというわけ．

なるほど．眼球が向くのと，向いてからその位置に固定するのでは，このように神経経路が違うということですね．

3つすべてではなくてどれが欠けても固定がしづらくなると考えよう．①〜③の位置関係だけ確認しておこう．

よくある臨床の疑問❓

Q&A 25

Q 前庭神経内側核はどこにある？

A 前庭神経核の中にある．前庭神経核は延髄上部（橋と延髄の間付近）にある（図14参照）．

片葉小節葉（前庭小脳）の役割

 では，中枢性の眼振についてさらに詳しく勉強してみよう．
早速ですが，先ほどでてきた片葉小節葉とは何かわかるでしょうか？
実は片葉小節葉というのは小脳の一部で，別名「前庭小脳」ともいいます．
小脳は，①片葉小節葉，②小脳虫部，③小脳半球，の3つから成り立っています．

片葉小節葉

 片葉小節葉は，小脳の内側にあって，これまで勉強してきたところの前庭神経核と深く連携を取り合っています（図23）．

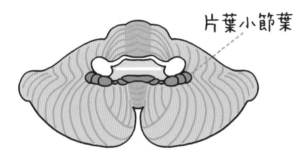

図23 ▶ **片葉小節葉**
● 別名，前庭小脳．
● 小脳を支える「天秤」のように見える．
● 「天秤」に似ていることから，「平衡感覚・バランスに関与する」と覚える．

 ここも平衡感覚に関与していて障害されるとやっぱりフラフラしたりします．
三半規管などからの情報が伝わりにくくなり，自分が見ている眼からの情報と実際の状況とが完全に一致しないために感覚が混乱してしまうのです．
ここで，片葉小節葉の役割について，もう1つ「眼球運動の調整」も加えてみよう．
そして「眼球運動の調整」が先ほど話した注視時の固定にかかわる機能となります．
先ほども確認ましたが，「注視時の固定」には片葉小節葉（前庭小脳）のほかに，前庭神経内側核，舌下神経前位核もかかわっています．
では，おなじみの例でみてみましょう．
たとえば頭を右に回転するとき，視線を維持するために，眼球を左方向に向けるのがPPRFの経路でした．

Column

CCASとは

小脳の大きな役割は運動と連携をとりスムーズな動きを補助することや平衡感覚．しかし，小脳が障害を受けると人格障害や遂行機能障害などの前頭葉障害が起きる．これをCCAS（Cerebellar Cognitive Affective Syndrome，小脳性認知情動症候群）と呼ぶ．脳内はさまざまな神経回路があり小脳は前頭葉とも連携をとっている．そのため先に述べたような症状が現れることがある．

5

めまいのみかた

それに対して左方向に向いた視線をその位置に固定するには神経積分器と呼ばれる神経回路の活動が不可欠で，この活動に①前庭神経内側核，②舌下神経前位核，③片葉小節葉（前庭小脳）が関与しています．

この経路が障害を受けると，注視しようとする位置で固定することができなくて，眼球は顔の正面の位置に（つまり右方向）に戻ろうとします．これがいわゆる「ス〜ッ」（図24）．

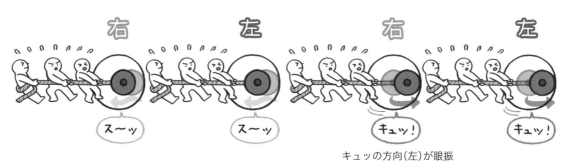

キュッの方向（左）が眼振

図24 左注視時の眼振

でも障害を受けながらでもなんとか左方向に眼球を固定しようと頑張るから，また左方向に戻ろうとする．

これが「キュッ」です．「キュッ」のほうが眼振なので，つまりこの場合，注視方向に眼振があるということになります．

注視した方向に眼振があるということは中枢に問題があると判断してよいでしょうか．つまり，前庭神経内側核，舌下神経前位核と前庭小脳に問題があると考えても大丈夫でしょうか？

大丈夫です．参考書のなかでも，眼振の事を詳しく書いているものは実はあまりありません．でも，実際に脳神経外科にはめまいを訴えてくる人が多い．

確かに．ただ結局，耳鼻科の病気のことが多く，入院して2〜3日でよくなって帰る人がほとんどですよね．

そうだね．とはいえ，その中に少数ではあるけど中枢性のめまいの人がいるんだよ．そのとき眼振の有無を確認することができれば意味あるアセスメントの引き出しを1つ増やせることになるからね．

知らないより知っていたほうが断然安心ですよね．

小脳の話が少し出てきたから，ついでに簡単な資料を紹介しておきます（図25，26）．

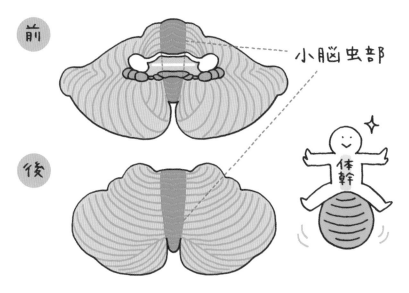

図25 小脳虫部
- 体の幹のように真っすぐ両脇を支えている.
- 虫部という「体幹」に両半球がくっついている.
- 虫部は直立していることから,「体幹」をイメージし,「体幹の動きに関与する」と覚える.

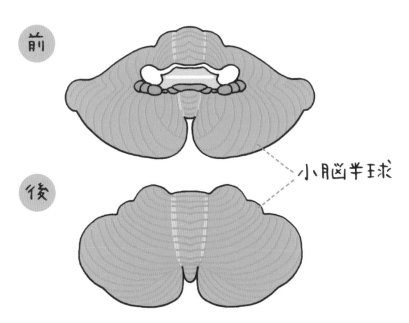

図26 小脳半球
- 半分の円が小脳虫部を外してくっつけると「円」になる.
- 「円」から,「円滑な動きに関与する」と覚える.

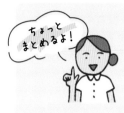
ちょっと
まとめるよ！

- 患者がめまいを訴えたらまずは3つの病変を考える．それがBPPV，メニエール病，中枢性．
- 中枢性のめまいの場合は，眼をどちらかに注視させてみる．このとき，注視した側に眼を固定できず，眼が真ん中方向へ戻ろうとする所見があれば，それが異常．
- 「ス～っ」「キュッ」が大事で「キュッ」の方向が眼振の方向となる．
- 私たち脳神経の看護師が注意しなければならない中枢性の眼振の場合は，注視している方向への眼振．つまり右を注視していたら真ん中に戻りかけてまた右側に「キュッ」．
- 眼振を見て診断するのは医師の役割，私たちは可能性を考える．
- 看護師としては，患者さんがめまいを訴えた→どんなときにめまいは起きるのか？→可能なら眼振を見てみる．眼振があったら三半規管，前庭神経，前庭神経核，中枢性を考える．その中で中枢性であれば注視した方向への眼振なのかをアセスメントする．中枢性が疑われるのであれば，「運動麻痺，運動失調，指鼻指テスト，膝踵試験といった神経所見がないのか？」をアセスメントしてみる．

6 髄液の検査データを読み解くための基本

腰椎穿刺は，臨床ではよく行われる検査の1つです．その目的の1つは髄液を採取して診断を下すことにあります．脳神経領域の看護師は血液データに加えて，この髄液データも読める必要があります．髄液の基準値は暗記で覚えてはいけません．

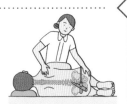

髄液のデータは細胞数と蛋白量をみる

 明日，患者さんがLP📄（腰椎検査）を実施する予定なのですが，準備できますか？

📄LP：lumbar puncture

 1回見学したことがありますが，処置につくのは初めてです．

 では一緒にやりましょうか．

腰椎穿刺とは

・LP（エルピー），ルンバールともいう．
・方法：穿刺針を用いて腰椎間（第3〜4間もしくは第4〜5間）からくも膜下腔に刺入する（図1）.
・目的：頭蓋内圧や髄液組成（表1）の評価.
・頭蓋内圧の正常値：100〜180（mmH₂O）.
・必要物品：スパイナル針，マノメーター，消毒液，穴あき滅菌ドレープ，局所麻酔用注射針（23G），局所麻酔用注射器（5 mL），鑷子，スピッツ.

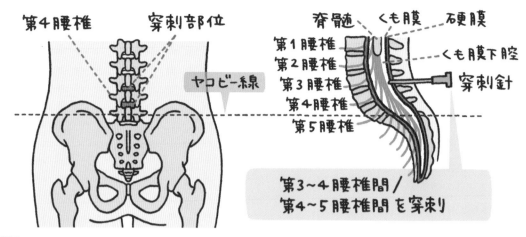

図1 腰椎穿刺の部位

表1 髄液組成

	正常	ウイルス性	細菌性
外観	水様透明	水様透明	混濁・黄色
液圧(mmH₂O)	50〜150	上昇	上昇
細胞数	5以下	上昇	高度上昇
細胞の種類	単核球のみ	単核球優位	多形核球優位
蛋白(mg/dL)	45以下	軽度上昇	上昇
糖(mg/dL)	50〜80	不変	減少

 人によってはエルピーといったり，ルンバールといったりします．ところで，ルンバール(lumbar)とはどのような意味か知っていますか？

 ……腰ですか？

 そう，腰．通常，臨床現場でルンバールといったら「腰椎穿刺」のことをいいますが，手術室であれば「腰椎麻酔」のことをいったりもします．
腰椎穿刺によって得られた髄液は，脳で何が起きているかを予測するための重要な材料となります．特に脳炎や髄膜炎の診断にはとても重要です．
早速これから，髄液の組成についてくわしくみていきましょう．

髄液に含まれている「細胞」とは？

 まず髄液の細胞数とありますが，この「細胞」とは具体的に何でしょうか？

答えをいうと，髄液中にある「単核球」や「多形核球」の細胞のことです（図2）．

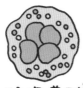 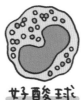

多形核球

好塩基球　好中球　好酸球

● 「好中球」「好酸球」「好塩基球」の総称．
● 髄液の中には，この細胞の数が 1 mm^3 中に5つ以下が正常ということになる．
● 顕微鏡で1つひとつ数える．

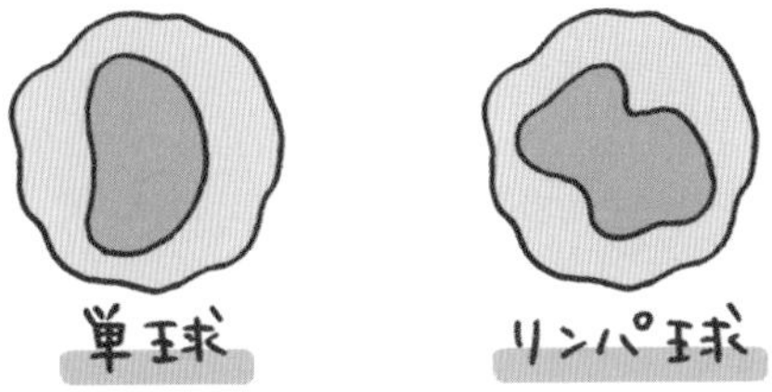

単核球

単球　　　リンパ球

● 「リンパ球」と「単球」の総称．
● 単球は，変身してマクロファージになることもある．
● 単核球の役割を簡単にいうと，免疫機能に携わっていることである．

図2 髄液内の細胞

「単核球」上昇は「ウイルス」が原因，「多形核球」上昇は「細菌」が原因

 次に細胞数に注目してみるね．ここで質問ですが，ウイルスが体内に侵入してきたとき，中心となって戦う免疫細胞は何だと思いますか？

 リンパ球ですか？

 そのとおり．ざっくりいうとリンパ球だよね．髄液も一緒．リンパ球つまり「単核球」が上昇するということは，原因がウイルスと考える．
それでは細菌が体内に侵入してきたときに中心となって戦う免疫細胞は何でしょうか？

 ……好中球ですか？

 奇跡的に正解！　好中球は多形核球です．だから表1にも細菌性だと多形核球が優位になると書いてあります．

蛋白量の読み方─基準値は暗記しなくて大丈夫

　では次に，蛋白量についてです．ところで，まず血液中の蛋白量はどのくらいかわかりますか？

　TP（総蛋白）のことですよね．たしか6.5～8 g/dLくらいです．

　そのとおり．ここが覚えるべきポイントなのですが，TPのうち髄液に移行するのは0.6％くらいといわれています．すると，計算で具体的にいくつかわかりますよね？

　仮にTPを7 g/dLとすると，7×0.006＝0.042 g/dL＝42 mg/dLとなります．
たしか髄液中の蛋白量の基準値は45 mg/dL以下だったと思うので，おおむね一致します．

　そのとおり．わざわざ髄液中の蛋白量の基準値を覚えなくても，血液中の蛋白が髄液に移行する割合（約0.6％）を覚えておけばおのずと基準値が導き出せます．

血液脳関門が破壊されると蛋白量が増える

　ところで，なぜ髄液中の蛋白量が増えるのでしょうか？

　それは血液脳関門が破壊されるからです．血液脳関門は知っていますか？

　はい．脳を守るために，有害物質の侵入を防ぐ役割のものですよね．

　そのとおり．血液脳関門は，関所のようなイメージです．図3を見てもらえばわかるように脳内の血管の周囲はアストロサイト（図4）という細胞が取り囲んでいます．

Column

単位について

医療の現場にいるとさまざまな単位を見かける．1g＝1,000 mg，1 L＝10 dL＝1,000 mLなど，ある程度は頭に入れておく必要がある．

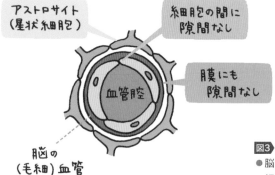

図3　有害物質の侵入を防ぐ血液脳関門
● 脳内の血管の周囲をアストロサイトが取り囲み，また血管細胞同士が強固に結びつくことなどにより有害物質の侵入を防いでいる．

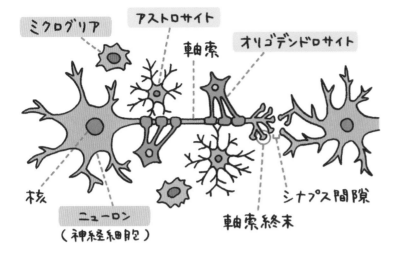

ミクログリア

アストロサイト

軸索

オリゴデンドロサイト

核

ニューロン
（神経細胞）

軸索終末

シナプス間隙

図4 神経膠細胞のいろいろ

よくある臨床の疑問？(27)

このアストロサイトには，①神経細胞への栄養提供，②有害物質の制限，③神経伝達物質の調節，といった役割があります．アストロサイトは，余計な物質を神経に送らないように監視しています．まるで目を光らす閻魔大王のようにね！(図5)

よくある臨床の疑問？

Q&A 27

Q アストロサイトやグリア細胞とは何か？

A グリア細胞は神経膠細胞といわれ，神経細胞の周りにある細胞のこと．グリア細胞には，アストロサイト，オリゴデンドロサイト，ミクログリア，上衣細胞がある(図4)．

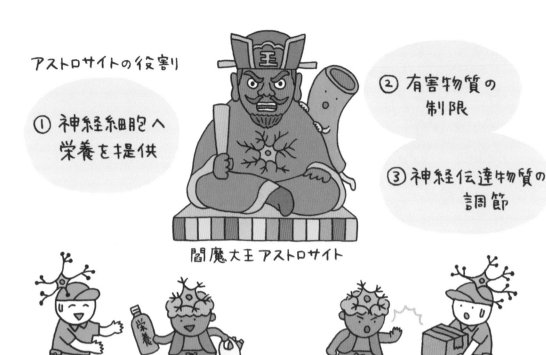

アストロサイトの役割

① 神経細胞へ栄養を提供

② 有害物質の制限

③ 神経伝達物質の調節

閻魔大王 アストロサイト

神経細胞に栄養を提供

有害物質の移動を制限

図5 アストロサイトはまるで閻魔大王
● アストロサイトの役割は，①神経細胞への栄養提供，②有害物質の制限，③神経伝達物質の調節．

蛋白量の増加は脳梗塞，脳出血などを疑う

 つまりこの血液脳関門が障害されると，血液内の蛋白が髄液内に移行しやすくなるということですね．

 その通り．では血液脳関門が障害される原因となる病態には何があるかわかる？

 脳梗塞や脳出血……あと脳炎とかですか？

 そう，そのあたりです．血液脳関門への障害の範囲が大きくなればなるほど，その分だけ髄液中の蛋白量が上昇します．

頭蓋内圧で水頭症がないかを確かめる

 では次に，表1に書いている「液圧」は，具体的に「脳脊髄液圧」（図6）のことをいいます．
脳脊髄液圧は「脳圧」とも「頭蓋内圧」ともいわれますが，つまり，頭蓋内に均等にかかる「圧」のことをいいます．

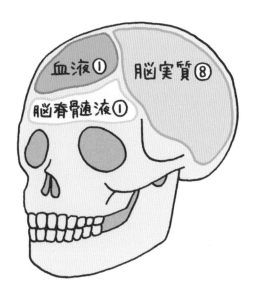

図6 頭蓋骨内を構成するもの

● 頭蓋骨の中には下記の3つがある.
　①脳（実質）：8割
　②血　　液：1割
　③脳脊髄液：1割
● この3つがよい関係を保ちながら脳脊髄圧（頭蓋内圧）[50
　～150 mmHg]が維持されている．基準値の範囲に大きく
　幅があることが特徴.

 基準値は，文献によって80～160 mmH$_2$Oとか100～
150 mmH$_2$Oとか書かれているものもあります．
ですがここでは簡単に，50～150（mmH$_2$O）と覚えておいて
OKです．

単位に注意——mmH$_2$OとmmHg

 ここで注意が必要なのが，単位です．図7は昔の人が馬の血圧
を測定している図です．
細長い筒状の棒を馬の動脈に挿入してどのくらいの高さまで血
液が上昇してくるかを調べています．
ここで用いるのが「mmH$_2$O」という単位.

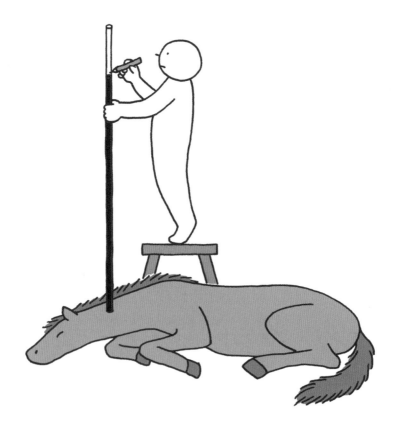

図7 昔の馬の血圧測定
● どのくらいの高さまで血液が上昇するかを測る．単位：mmH$_2$O．H$_2$Oは「水」．

 ただ人間の血圧も馬と同じくらいといわれていますので，「mmH$_2$O」を用いるとすると，相当な高さ（長さ）の棒が必要です．とてもではないですが家のなかで血圧を測定することができず非常に不便です．

そこで考え出されたのが水銀計．水銀は水より比重が13.6倍もあります．つまり逆にいうと測定する長さは水に比べて1/13.6で済むわけです．単位が重い水銀と軽い水とでは長さが異なるってことですね．

たとえば，収縮期血圧が1,632mmH$_2$Oの場合，実際に1,632mmの長さを測る必要があります．

それに対し水銀計の場合であれば120mmHgと表すことができ，1,632mmの1/13.6である12mmの長さを測るだけで済みます．血圧であればmmHgを用いたほうが便利そうです．

一方で髄液の場合は血圧に比べて「圧」が大きくないため，mmH$_2$Oを用いたほうが便利です．

実際に，髄液の基準値は50〜150mmH$_2$Oと表されます．

よくある臨床の疑問？（28）

よくある臨床の疑問？

Q&A 28

Q 麻痺がある場合，血圧の測定はどちらで行うべきか？
A 健側です．その理由は麻痺側は活動量の低下から循環血液量が低下していることが考えられ，血圧は低く測定されてしまうから．また入院患者さんの場合は左右差も確認する必要がある．治療によってどちらかの血管が確保される場合があるので，まずは左右差の有無を確認しておくとよい．左右で10mmHg以上の差がある場合は動脈硬化が原因であることが多い．

腰椎穿刺のときに使用するマノメーターという管だと基準値はどうなりますか？

 マノメーターの目盛りは5cmごとが基本です．つまり50〜150mmをcmの単位に置き換えて，5〜15cmが正常ってことになります（図8）．

腰椎穿刺のポイント

- 腰椎穿刺の成功は，医師の技術は20％，看護師の介助が80％（筆者談）．
- 患者さんに協力が得られるならば，前もって腰椎穿刺の体位を練習しておくと検査がスムーズに進みやすい．

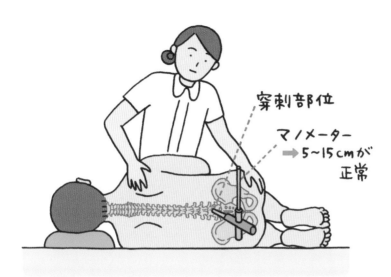

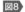 **図8** マノメーターによる髄液圧測定

水頭症とは

 ではLPと水頭症についての話に入っていきましょう．

水頭症とは，「脳脊髄液（以下，髄液）」の循環や吸収に異常が生じて脳室が異常に大きくなってしまう病気のことをいいます．

まず髄液は，脳室内にある脈絡叢というところで作られますが，特に脳室の中で大きいのは側脳室だから，側脳室のなかには脈絡叢がたくさんあります．

髄液って体の中にどのくらいあるかわかるでしょうか？

総量は150mLです．また1日で約500mL産生されます．

では具体的に，髄液の流れを確認してみるよ（図9）．

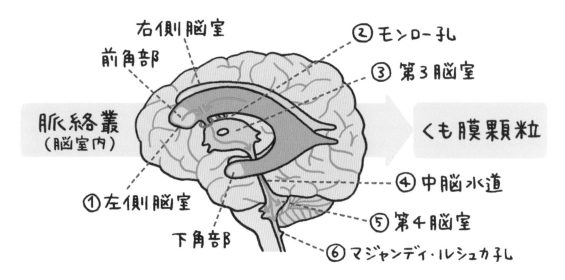

右側脳室
前角部
② モンロー孔
③ 第3脳室
脈絡叢
（脳室内）
くも膜顆粒
① 左側脳室
④ 中脳水道
⑤ 第4脳室
下角部
⑥ マジャンディ・ルシュカ孔

図9 脳脊髄液はくも膜下腔を絶えず循環している
● 循環の経路も大事．出発は脈絡叢．ゴールはくも膜顆粒．
● その間の経路は，①側脳室→②モンロー孔→③第3脳室→④中脳水道→⑤第4脳室→⑥マジャンディ・ルシュカ孔，となる．

 側脳室も「前角部」と「下角部」とがあることもこれから役に立つので覚えておくとよいですね（図9）．

2つの水頭症「非交通性」と「交通性」

 では具体的に水頭症の病態をみていくよ．
水頭症には大きく2つの種類があります．1つは「非交通性水頭症」，もう1つは「交通性水頭症」です．ここで重要なのは「交通性水頭症」のほうです．ところで交通性水頭症って何かわかりますか？

"交通性"水頭症なので，……髄液の流れはあるのに水頭症，ということでしょうか？

交通性水頭症はね，産生と吸収のバランスが崩れて起きる水頭症のことです．またの名を正常圧水頭症ともいいます．

前から疑問に思っていたのですが，水頭症は脳室が異常に大きくなる病態なのだから圧も高くなりそうなものですが……この"正常"圧というのはどういうことですか？

よくある臨床の疑問❓（29・30）

 いい疑問だね．正常な圧なのに水頭症ってどういうことだろうね．ちょっとだけ難しい話をするよ．

パスカルの原理から考える正常圧水頭症

 「パスカルの原理」というのは聞いたことがあるでしょうか．
このパスカルの原理は「圧力＝力÷面積」で計算されます（図10）．

よくある臨床の疑問❓
Q&A 29

Q 水頭症なのに圧が正常なのはなぜか？

A 水頭症は頭蓋内（脳室内）に脳脊髄液が通常より多く溜まった状態．急激に脳脊髄液が溜まった場合は頭蓋内圧が高くなるが，急激ではない場合，圧は正常のままとなる．

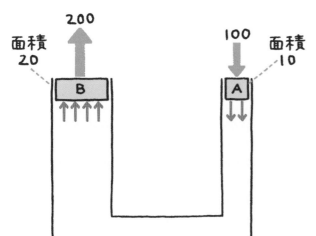

図10 パスカルの原理で考える脳脊髄液圧
- 圧力=力÷面積
つまり，脳脊髄液圧=脳室内を押す力÷脳室の面積.
- 力=圧力×面積
つまり，脳室内を押す力=脳脊髄圧×脳室の面積.

水頭症って髄液が異常に脳室内に貯留した状態でしたよね.
つまり脳室が大きくなってその面積が大きくなっているということです.
たとえば通常の脳室の面積は100だとします. 脳脊髄液圧は仮に70 mmH₂O（基準値50〜150 mmH₂O）だとしましょう.
図10の式に当てはめると70＝X÷100. X＝7,000. 7,000の力がかかっています.
今度は脳室が大きくなっていて（水頭症の病態），その面積がたとえば200の場合です.
正常圧水頭症の場合，脳脊髄液圧は正常なので，ここでも70 mmH₂Oとします.
するとかかる力はX＝70×200＝14,000となる.
ここでわかるのはどちらも脳脊髄液圧は一緒. しかし，水頭症などによって脳室の大きさが異なれば，かかる力も異なることがわかります（図11）.

よくある臨床の疑問❓

Q&A 30

Q 水頭症にはさまざまな種類があるが，何が違うか？

A 水頭症には交通性水頭症と非交通性水頭症がある. 脳出血などが原因で髄液の通り道が塞がれているものを非交通性水頭症という. 交通性水頭症は髄液の流れに問題はないのに脳室が拡大している病態. 種類は突発性正常圧水頭症や続発性正常圧水頭症がある. 続発性正常圧水頭症はくも膜下出血後に起きる水頭症のこと. 一方，突発性正常圧水頭症は原因が明確ではない. 認知症患者の数%は，続発性正常圧水頭症があるといわれている.

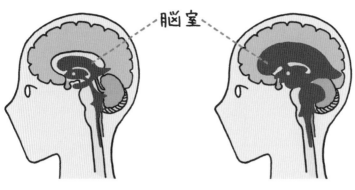

$$70\,mmH_2O = X \div 100\,cm^2$$
$$X = 7{,}000$$

$$70\,mmH_2O = X \div 200\,cm^2$$
$$X = 14{,}000$$

圧力＝力÷面積

図11 正常水頭症とかかる力の大きさ
●脳脊髄液圧が同じでも脳室の面積が大きくなると力が大きくなる.

つまり脳室内に力が通常の2倍かかっている水頭症でも脳脊髄液圧は一緒ということです.
力が2倍だから脳脊髄液圧も2倍と思ってはダメなのです.

正常圧水頭症の3徴候

正常圧水頭症の3徴候📖というものがあります.
「失禁」「歩行障害」「認知症状」の3つです.
そこでどんな検査が行われたかというと, 腰椎穿刺をして髄液を排出させるタップテストです.
タップテストがどのような検査かというと, 髄液を抜いて症状がよくなるかをチェックする検査です.
教科書には30 ccほど髄液を抜くと書いてあります.
では症状がよくなるといいましたが, 具体的にどの症状かというと……歩行です.
Timed Up & Go Test (図12) というのが使われるから, やり方を覚えておきましょう.
本来は運動機能, 特に歩行能力や動いたときのバランスなんかをみるための試験なのですがね.
今日はここまでにしておきましょう.

> 📖 **正常圧水頭症の3徴候**
>
> ●3徴候の中の1つである歩行障害は理学療法士から伝えられることが多い.
> ●「前日と違い歩行の幅が狭くなっている」「日付は毎日言えていたのに昨日ぐらいから言えなくなっている」など, リハビリスタッフとも情報を共有することが重要.

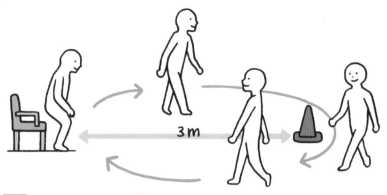

図12 Timed Up & Go Test📝
●以下を観察する.
①肘掛のついた椅子に腰かける.
②椅子から立ち上がる.
③3mを心地よい早さで歩き, 折り返す.
④再び深く着座する.

💬**Timed Up & Go Test**

●最近はスマホやカメラで動画を簡単に取れるようになった. 検査時は患者さんに許可を得て, 動画撮影をすることで髄液の採取前後の評価を客観的に行うことができる.

髄液採取後は低髄圧に注意が必要

―LP当日―
手順に沿って準備してみました.

先生が10時くらいに来るっていっていたから, リハビリの時間なんかをチェックして, スムーズに検査ができるように前もって準備しておこう.

―検査終了―
先生! いろいろと教えてくださりありがとうございました.

腰椎穿刺というのはね, 医師の技術より看護師さんの介助のほうが大事なのです. 穿刺しやすいように体位を保持するのが大変で重要です.

初圧とは腰椎穿刺したときの髄液圧(頭蓋内圧と同義語)

よしそれでは記録に書いてみて. まず「初圧」と医師の先生はいっていましたね.
いっていました.

ところで初圧とは何かわかりますか?

脳脊髄液圧のことですよね. 「8」といっていました.

そうだね. まずは検査などをしていない最初の圧のことをいいます. 単位はなんでしょう?

cmH₂Oです.

 それは正常？　異常？

 正常範囲です.

終圧とは穿刺時の髄液採取後の髄液圧

 その他に先生は何か言っていなかった？

 「終圧」といっていました.　あと1時間くらい安静だと.

 そうだね.　終圧とは髄液を採取し終わったあとの頭蓋内圧をいいます.　髄液を採取するとその分だけ頭蓋内の脳脊髄液が少なくなりますよね.　少しの量でも頭痛や嘔気なんかの低髄圧症状を示すことがあるから注意が必要です.

 腰椎穿刺は検体採取だけではなく, 採取によって起きうる副作用に注意が必要なのですね.

 うん, だから髄液採取によって「どのくらい頭蓋内圧が下がったか？」を確認するのです.

 わかりました.

 検査で髄液を2ccくらい採取していましたね.　1ccで約1cmH₂Oの低下が目安です.　低髄圧症状を予防する, 穿刺部からの髄液の漏れを予防する目的でも1時間くらいの安静臥床が必要になります.

 ちょっとまとめるよ！

- 脳脊髄液圧は脳圧と呼ばれたり, 頭蓋内圧と呼ばれたりする.
- 頭蓋内圧はザックリと50〜150 mmH₂Oと覚える.　このとき, 単位に注意をしなければならない.
- 正常圧水頭症という病態は頭蓋内圧が正常にもかかわらず脳室内に髄液を通常より貯留している状態をいう.
- 正常圧水頭症の症状としては失禁, 歩行障害, 認知症状がある.　高齢者ではこれらの症状が水頭症によるものか, 高齢によるものか, の判断が重要となる.

7 排泄ケアは看護の基本

いま一度確認したい蓄尿・排尿のメカニズム

脳に障害を生じると頻尿や尿閉といった「神経因性膀胱」と呼ばれる膀胱の機能障害が生じます．これら機能障害は蓄尿障害と排尿障害という2つの視点で考えることが重要です．「なぜ頻尿となるのか？ なぜ尿閉となるのか？」を理解するにはちょっとややこしい排尿のメカニズムを知る必要があります．キーワードは交感神経と副交感神経です．

膀胱の筋肉（排尿筋）を収縮させる副交感神経，尿道括約筋を収縮させる交感神経

まず排尿スイッチみたいなものが前頭葉にあります（図1，注意：排尿スイッチは本書だけの名称です）．前頭葉は他にもいろんな仕事をしているけど，何かわかるかい？

たとえば言葉を作っているのも前頭葉でしたよね？

ここでややこしいのが，おしっこを溜めておく（蓄尿）機能と出す（排尿）機能です．膀胱には自律神経が大きくかかわっています（図2）．

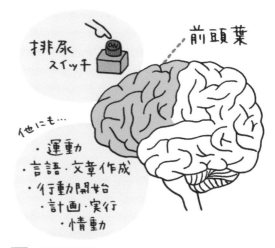

図1 前頭葉の役割

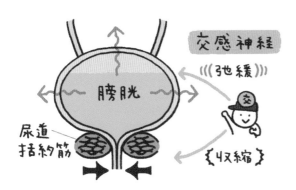

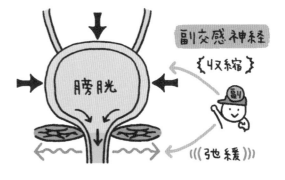

● 交感神経：尿道括約筋を収縮させる➡蓄尿のスイッチ　　● 副交感神経：膀胱の筋肉を収縮させる➡排尿のスイッチ

図2 蓄尿・排尿にかかわる神経

交感神経は筋肉を"収縮させる".　副交感神経はその逆の"弛緩させる"ではないのですね.

そうだね.　膀胱の筋肉を収縮させるのが副交感神経で，尿道括約筋を収縮させるのが交感神経.　神経によって収縮させる筋肉が違う.　この交感神経や副交感神経がちょっと複雑だけど，ゆっくり考えれば理解できるようになるよ.　膀胱が緩くなって広がろうとしているときは副交感神経が休んでいる.　つまり刺激がいかない.　膀胱に尿を貯めたいわけだから，尿道括約筋はキュッとしまっている.　しまっているということは？

筋肉が収縮している.　つまり交感神経が緊張しているってことです.

そう.　それじゃあ逆はどう？

膀胱が縮むときは筋肉が収縮するので副交感神経が緊張する.

そうだね.　そして溜まったおしっこを出したいから尿道括約筋は緩む.

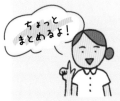

・膀胱の筋肉を収縮させるのは副交感神経.

・尿道括約筋を収縮させるのは交感神経.

・筋肉によって作用の仕方が違う.

・この交感神経と副交感神経の絶妙なバランスで尿が溜まりそして排出される.

自律神経の連携を支える視床下部と網様体

では次に，自律神経の経路を詳しく見ていきます.　まず自律神経は視床下部(図3)がコントロールしています.　とっても小さな組織だよ.　ちょうど視床に挟まれた形で「ちょこん」と前方に出っ張っている.　ここが自律神経を調節している中枢になります.

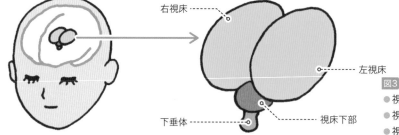

右視床

左視床

下垂体

視床下部

図3　視床下部
● 視床は感覚の中枢でもある.
● 視床は運動制御にもかかわる.
● 視床下部は視床に挟まれている.
● 視床下部こそ自律神経の中枢部分.

自律神経の場合，経路というより連携といういい方のほうがよいかもしれません．深いかかわりを持っているのが網様体（図4）といわれるところです（p.1，「1. 脳・神経の第一歩は〜」でも解説しています）．網様体とは網目のように神経が張り巡らされている場所のことを指します．たとえば前頭葉に障害がある場合，このときもいわゆる排尿障害が起きます．排尿に関する前頭葉の仕事は何かというと……「尿をがまんして！」と脳幹の「橋」に指令を送るところです．膀胱はどんどんと膨らんで尿を蓄えます．自律神経は自分でコントロールすることができないため，交感神経と副交感神経のお互いが協力し合って尿を溜めようとします（図5，6）．

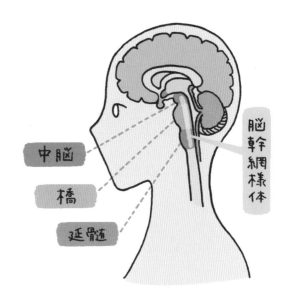

図4 脳幹網様体

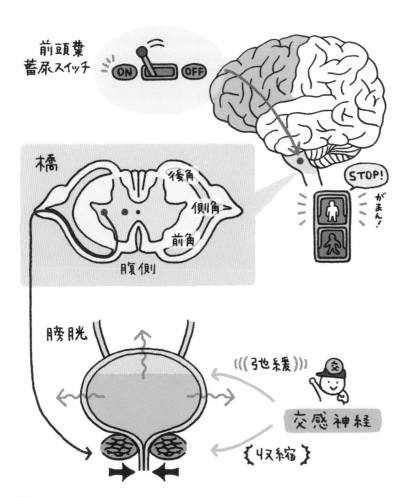

ツーステップ上へ

● 教科書をみていると，この蓄尿にかかわる神経に下腹神経という言葉が出てくる．
● この下腹神経は交感神経が支配をしている．

図5 蓄尿にかかわる自律神経①

113

また，尿をするときには，膀胱が広がったことを感知して，前頭葉の蓄尿スイッチを切る（OFF）ことによって「おしっこ我慢して！」の指令を止めます．

ツーステップ上へ

● 教科書をみていると，この尿にかかわる神経に骨盤神経という言葉が出てくる．
● この骨盤神経は副交感神経が支配をしている．

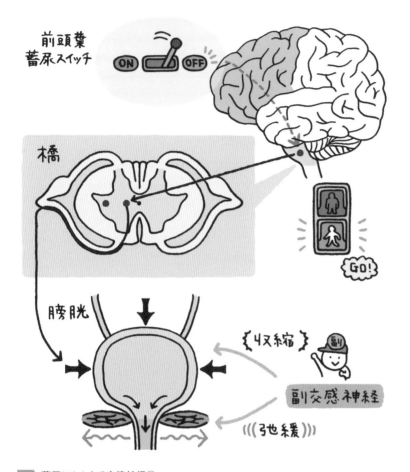

図6 蓄尿にかかわる自律神経②

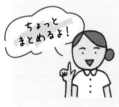

ちょっとまとめるよ！

・尿を我慢するスイッチは前頭葉にある．
・そのスイッチは常に脳幹（橋）に働きかけて蓄尿している．
・膀胱に尿が貯留すると前頭葉に刺激が伝わりスイッチが切り替わる．
・すると脳幹（橋）へ働きかけている我慢の指令が解かれて排尿される．

神経因性膀胱は蓄尿障害と排出障害で考える

 前頭葉の蓄尿スイッチ（がまんスイッチ）が「OFF」になることで，交感神経と副交感神経が切り替わっておしっこが膀胱から排出される仕組みでしたね．それじゃここからが本題だよ．脳が障害を受けた場合どんな排尿障害が起きるでしょうか？　ここでは，前頭葉について考えてみることにしよう！

前頭葉の障害＝我慢ができなくなる蓄尿障害

前頭葉ということは排尿スイッチが壊れたことになりますよね．ということは，「おしっこを我慢しなさい」という指令が伝わらないってことになります．すると常におしっこがしたい？

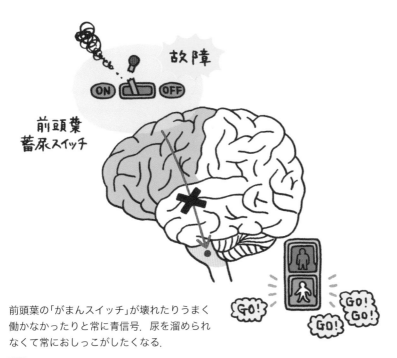

前頭葉の「がまんスイッチ」が壊れたりうまく働かなかったりと常に青信号．尿を溜められなくて常におしっこがしたくなる．

図7 前頭葉障害に伴う蓄尿障害

そのとおり．いわゆる頻尿．尿を膀胱の中に溜めることができなくなってしまう．これを蓄尿障害といいます（図7）．神経によって膀胱機能に異常をきたしているから神経因性膀胱ともいう．

よくある臨床の疑問❓（31・32）

スイッチが壊れているから，信号を赤にしておくことができないのですね．

よくある臨床の疑問❓

Q&A 31

Q 神経因性膀胱とは？
A 神経因性膀胱は神経の障害によって膀胱に尿が溜められなくなったり，逆に出しにくくなったりする．

Q&A 32

Q 過活動性膀胱と神経因性膀胱の違いは？
A 過活動性膀胱は強い尿意の切迫（尿意をすぐに感じてしまう）を伴う症候群のこと．神経因性膀胱のうち，大脳の障害によって起こる．

7

排泄ケアは看護の基本

それでは逆におしっこが出ないというのは，脳神経的に考えるとどこが障害されていますか？

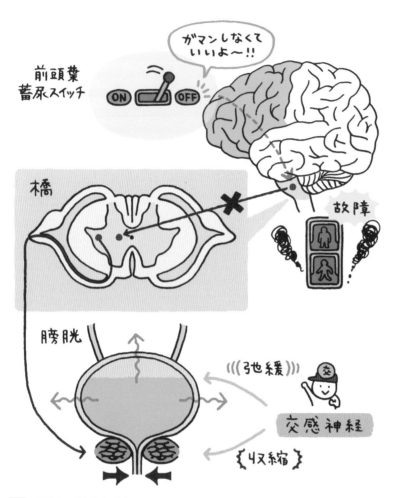

図8 脳損傷に伴う排尿障害

 たとえ脳が無事でも，信号のある「橋」に障害を受けていれば指令が伝わらなくなりますよね．

 そうだね．これを排尿障害っていう（図8）．もう1つ，障害を受けたら排尿障害になる場所があるけど，どこ？

 うーん…．脊髄ですか？

 そのとおり．結局指令は脊髄を介しているから，脊髄が遮断されていると排出障害が起きることになるよね．

Column

残尿

排尿時には膀胱内の尿はすべて排出されるのが正常．少しでも残ってしまうのを残尿といい，残尿があると細菌が繁殖しやすくなる．

臨床では頻尿とか尿量が少ない(膀胱内残尿量が多い)とか患者さんはいろんな症状が出ます．このときにどこの脳が障害されているかによって，ある程度，対処法を予測できたりします．蓄尿ができないときや頻尿のときは，薬の内服が重要になります．まず神経因性膀胱で頻尿がある場合は，主に抗コリン薬が使用されます．コリンとはつまりアセチルコリンです．アセチルコリンは神経伝達物質で副交感神経を刺激します．では，この排尿のメカニズムの中で副交感神経が働いているのはどこかというと，図9のように，膀胱の筋肉を収縮(縮める)させることです．流れを確認すると「抗コリン薬➡アセチルコリンをブロックする➡副交感神経をブロックする➡膀胱が収縮しづらくなる」，とつながります．つまり，膀胱が収縮しづらくなって尿が溜まりやすくなります．

Column

残尿測定

臨床では脳幹梗塞や脳幹出血などの病変の場合に排出障害が起きることが多いのをよく経験する．尿道留置カテーテルを抜去したのち，排尿の有無を患者さんに確認するだけでなく，膀胱エコーなどを用いて残尿測定をするとよい．

7

排泄ケアは看護の基本

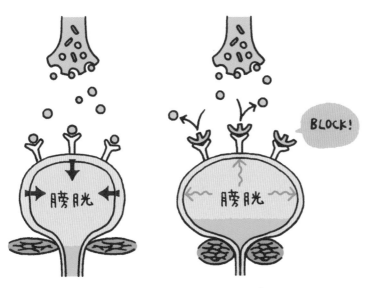

○ … アセチルコリン

ﾉ … 抗コリン薬

図9 アセチルコリンとその受容体

 抗コリン薬にどんなものがあるか簡単に確認しておきます(表1)．

表1 代表的なコリン薬

一般名	商品名
ソリフェナシン	ベシケア
プロピベリン	バップフォー
イミダフェナシン	ウリトス ステーブラ

なお，抗コリン薬は副交感神経の刺激を抑制するわけだから当然副作用もあります．たとえば唾液分泌低下や便秘などです．ここからは余談だけど，頻尿は前立腺肥大でも起こります（図10）.

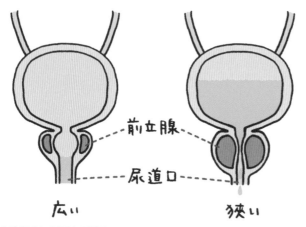

図10▶ 前立腺肥大に起因する頻尿

前立腺肥大に起因する頻尿について

● 頻尿は前立腺肥大でも起こる．神経因性膀胱とは病態や対処法が異なるため「なぜ頻尿になっているか？」の要因を探る視点は重要．

● 前立腺肥大の場合，前立腺が大きくなり尿道口が狭くなってしまうため，膀胱が収縮してもすべての尿が出きらず残尿となる．

● 残尿があると，その後少しの尿の蓄積で膀胱が満たされ，すぐに尿意を感じるというサイクルになる．

● 前立腺肥大には，α_1遮断薬が使われる．前立腺は交感神経の作用で収縮している．だからこの交感神経を遮断して，少しでも前立腺の収縮を緩めるために使用する．

● 前立腺肥大患者の頻尿の場合，尿道が細くて尿量が少ないという特徴もあるから，判別のため尿量を十分に観察する必要がある．尿の勢いをみることも重要．

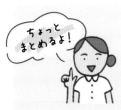

・神経の障害によって生じる膀胱機能の異常を神経因性膀胱という．

・神経因性膀胱では蓄尿障害と排出障害の2つで考える．

・蓄尿障害では頻尿というかたちで症状が現れるが，それは膀胱がすぐに縮んでしまうため．膀胱は副交感神経の刺激で縮んでしまう．だからこの副交感神経を遮断する薬を用いる．それが抗コリン薬．

・頻尿には前立腺肥大が原因のものもあるので，しっかりとアセスメントする必要がある．

8 脳梗塞を理解する

血液をさらさらにする薬も押さえよう

「血液をさらさらにする薬」も，患者さんによってその種類はさまざま．たとえば抗血小板薬と抗凝固薬とにはどんな違いがあるのか？　薬を知ると患者さんの体の中で何が起きているかを知ることができます．そのためには病態の理解も必要です．

▨ 抗血小板薬―SAPTとDAPTって一体何？

 医師が，次から患者さんの抗血小板薬の薬を1つ抜くって言っています．なぜですか？

 一般的にね，アテローム血栓症の場合，急性期では抗血小板薬を2剤飲むんだよね．脳梗塞再発のリスクを低くする．2剤服用することをDAPT，1剤を服用することをSAPT📖といいます．

よくある臨床の疑問❓ (33)

 はじめは再発予防で2剤服用しておいて，そのあと1剤にするってことなのです．そうすることで脳梗塞の再発リスク減らすことができるといわれていて，さまざまな研究結果からも明らかになっている．特に抗血小板薬の中でもアスピリンが基本にもう1剤の抗血小板薬の組み合わせでどのくらい効果があるかを調べているんだ．

 抗血小板薬って血液を固まりにくくする薬ですよね？　2つも飲んで出血とかは大丈夫ですか？

 そこはやっぱり脳出血のリスクは高まる．またDAPTの効果は慢性期に減弱することがわかっているから，期間限定で使用され，具体的には1ヵ月以内とされる．その間は血圧を130/80mmHg未満にコントロールすることが望ましいと考えられているよ．でも実際にはその時々の医師の判断によってくるね．

 正直にいうと，抗血小板薬という薬と抗凝固薬という薬だけど，「同じ血液を固まりにくくする薬なのに何が違うの？」と思ってしまいます．

 そうだよね．抗血小板薬を理解するには，まずは脳梗塞の病態を理解することが重要です．薬の使い分けには脳梗塞の病態の理解が必要だから，まずは脳梗塞について学習していこう！

📖SAPT
●Sはシングル．

📖DAPT
●Dはデュアル．脳梗塞等再発の予防効果があるが，出血リスクも高くなる．

よくある臨床の疑問❓

Q&A 33

Q 抗血小板剤を1剤抜くときはどちらを優先して抜くか？

A より適したエビデンスが高いアスピリンを残す場合が多いが，100%とはいえない．たとえばアスピリンを服用中，脳梗塞になった場合は，バイアスピリンを抜いてもう一剤のほうを残すこともある．

脳梗塞の3つの病型

 まず病型は，「心原性塞栓症」「アテローム血栓症」「ラクナ梗塞」の3つの種類があります．

そして発生機序というのがある．こちらも「血栓性」「塞栓性」「血行力学性」の3つあります（図1）．

発生機序とは簡単にいうと「どのような経過を辿って血管が閉塞したか？」のことです．

「血栓性」は血栓が詰まる．「塞栓性」は塞栓物が詰まる．「血行力学性」は血管の中が細くなり，また脱水等で血液の粘稠性が高くなることで血流が悪くなり，やがて血流不足になる．

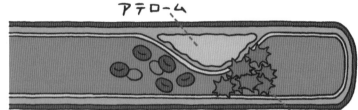

アテローム

血栓性

「血栓」が
詰まることにより
閉塞

血栓（血小板が凝集）

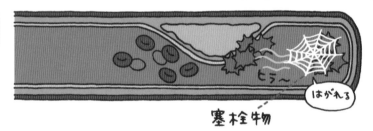

塞栓性

「塞栓物」が
詰まることにより
閉塞

ヒラ～

はがれる

塞栓物

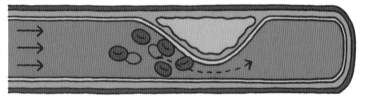

血行力学性

血流不足により
閉塞

図1 脳梗塞（アテローム血栓症）の3つの発生機序

 病型と発生機序の関連がわかりません．

 「病名は？」といわれたら，すべてが脳梗塞．だけどその脳梗塞にも種類がある．医師たちはその種類をカルテにしっかりと書き込んでいるよ．それが「心原性塞栓症」「アテローム血栓症」「ラクナ梗塞」．

そしてこの脳梗塞になる過程が発生機序だよ．「心原性塞栓症」は心臓でできた塞栓物が脳血管に飛んで血管を詰まらせる．だから心原性塞栓症の発生機序は「塞栓性」しかないよ．

 「アテローム血栓症」は？

「アテローム血栓症」になる過程には「塞栓性」「血栓性」「血行力学性」の3つがある．「ラクナ梗塞」は「塞栓性」と「血栓性」．

塞栓物も血管に栓をするから，血栓じゃないんですか？

よくある臨床の疑問❓ (34)

たしかにそうだよね．ただ，血の塊が詰まっているか，それ以外のかたまりが詰まっているかで，発生機序は大きく異なる．そのため，この区別は重要だよ．実はそこが薬を理解するポイントでもあるんだ．
ついでだから「血行力学性」もここで簡単に解説しておくね．
アテローム血栓症の血行力学的機序というのはね，血管の内腔が狭くなりすぎて，血流が滞ってしまうことをいいます．たとえば血圧がグーっと低下してしまったとか極度の脱水で血液がドロドロだったとか．

こうやって話を聞くと，脳梗塞って「血管が詰まる」という単純な話を想像していたけど，実際にはいろいろな原因があるのですね．

では，1つひとつ病態をみていこう．

血栓が飛ぶ「心原性塞栓症」

心原性塞栓症は心臓からある日突然血栓が飛ぶ．これは心臓の心房細動という不整脈が原因です．特に左心房です．
左心房というのは肺で酸素交換した新鮮な血液を迎え入れる部屋．そして左心室に血液を送る．その心房で不整脈があるということは，通常の拍出ができないってことです．
心房細動はいわゆる痙攣みたいなもの．1分間に300回くらい震えている．
心房からうまく拍出されないから，徐々に心房の中の圧が高まる．図2のように心房が通常より大きくなるイメージです．

よくある臨床の疑問❓

Q&A 34

Q 血栓と塞栓物の違いがよくわからない．

A 血栓は血管の中でできるもの，塞栓物は心臓でできるもの，と考えるとよい．どちらも血管を詰まらせるものだが機序が異なる．

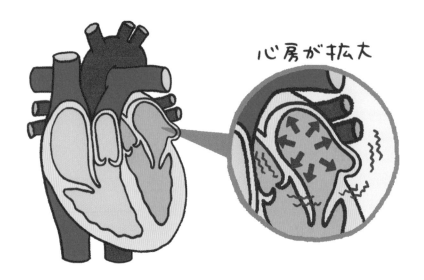

心房が拡大

図2 心房圧が高まり心房が大きくなる

それでなぜ血栓ができるかというと，実は左心房にはもう1つ部屋があるんだよ．それを左心耳といいます（図3）．

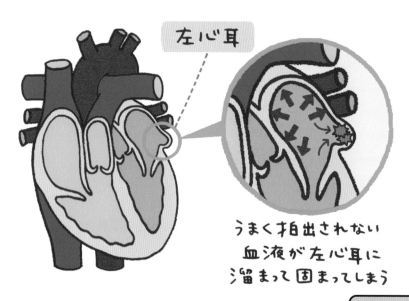

左心耳

うまく拍出されない
血液が左心耳に
溜まって固まってしまう

図3 血栓の原因となる左心耳
● 心原性塞栓症の血栓の原因は心房細動.
● 心房の中でも「左心耳」が問題.

不整脈によって左心房の圧が高くなると左心耳に血液が流れていく．そこに停滞した血液が固まるってこと．ここでできた血栓は赤血球や血小板，そしてフィブリンでガチガチに固まっている．フィブリンはコンクリートみたいなものだよ．このフィブリンを作らないようにするのが抗凝固薬なんだよ．
これが発生機序でいうと，「塞栓性」ですね．心臓から塞栓物が脳血管に流れて血管を閉塞させます．

心原性塞栓症の要因

● 心原性塞栓症の要因となるのは心房細動です.
● 簡易的な心電図モニターの装着と検脈を必ず行うことが重要.
● 心原性塞栓症は心臓からある日突然塞栓物が飛び出していく.
● 心臓の血管を閉塞させたら心筋梗塞，脳の血管を閉塞させると脳梗塞となる.

脂肪の塊が原因となる「アテローム血栓症」

 もう1つはアテローム血栓症．アテロームって何かというと「脂肪の塊」です．

たとえばLDL（悪玉）コレステロールが有名です．ちなみに「悪玉」といわれているけど，細胞膜の形成にも必要な重要なものでもあるんだ．

さて，ここで注目するのは血管の中．プラークという膨らみによって血液の通り道が細くなっています．

血液がこの細いところを流れることで「血小板」が刺激される．その血小板が細い路を塞いでしまうことが主な原因です．

そのほかに脂肪などが内側から血管壁を押すことによって，血管の内側の細胞が破壊される．細胞が壊れたところを修復しようとして血小板が集まってくる．このような機序でも血管が閉塞します．

「アテローム血栓症は血小板が関係しているんだな」と考えておきましょう．だからアテローム血栓症には抗血小板薬が使われます．詳しいことは後で説明します．

 ところで，「アテローム」と「プラーク」の違いって何でしょうか？

「アテローム」は脂肪やそれを異物と認識して食べたマクロファージの残骸なんかの蓄積物です．それらが膨らんで盛り上がった部分を「プラーク」といって区別しています．

でも簡単に同じものと考えても問題ないよ．

穿通枝が詰まる「ラクナ梗塞」とは

 ラクナ梗塞っていうのもあります（図4）．

小さい脳梗塞で，穿通枝梗塞ともいわれます．

一言でいうと，脳の奥のほうへ向かう細い血管が詰まってしまう脳梗塞だよ．

> **アテロームについて**
>
> - アテロームは長い年月をかけて血管の内膜下に蓄積していく．
> - 徐々に細くなった血管を補うために回りから側副血行路が発達する．
> - 太い血管が閉塞したとしても発達した周りの血管によってある程度，血流は維持されるため，重症化がしにくいという特徴もある．

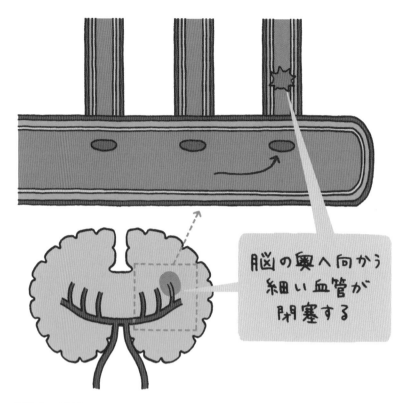

脳の奥へ向かう細い血管が閉塞する

図4 ラクナ梗塞
- ラクナ梗塞は，脳の奥に向かう細い血管が閉塞する小さな脳梗塞.
- ラクナは「小さなくぼみ」という意味.

 ラクナ梗塞の場合，この細い血管に何が詰まるかというと，凝集した血小板です.
細い血管の中がさらに細くなって血栓が原因で血管が詰まる.
そのほかに違う血管から血栓が流れてくる場合もあります.
そのため，ラクナ梗塞の発生機序には「血栓性」と「塞栓性」があります.
ここから考えるとどのような薬を使うかわかるでしょうか？
やはり血小板を原因と考えるから「抗血小板薬」を使います.
逆にいうと，脳梗塞は医師がどのような種類の薬を処方したかによって，何の病態と考えているかを知ることができます. 抗凝固薬を使用する場合は，心原性塞栓症と考えているだろうし，抗血小板薬を使用する場合は，アテローム血栓症かラクナ梗塞と考えていることがわかります.

ラクナ梗塞と脳出血

- 脳の奥へ向かう細い血管が閉塞するとラクナ梗塞となる.
- 脳出血のほとんどは，この脳の奥へ向かう細い血管が原因.

血液が固まる機序がわかると，薬の種類もわかる

スピードがキーワードの血栓症

 次は詰まる物に注目するよ. 詰まる血栓は大きく2つ覚えるといいよ. 1つが「白色血栓」，もう1つが「赤色血栓」. 白色血栓

は動脈血栓とも呼ばれていて，動脈にできる血栓．赤色血栓は静脈血栓とも呼ばれていて，静脈にできる血栓だよ．

動脈は流れが速くてスムーズに血流が行き交っているようにみえますが，動脈にも血栓ができるんですね．

そう．まず怪我をすると，血小板は血液を固める役割があるよね．血管の中で固まらないのは血小板の凝固作業が眠っているからだよ．

まるで熊が冬眠するように，休眠しているんですね（図5）．

そう．休眠状態のときはね，つるっとしたまあるい形をしているよ．でもね，あることをすると血小板も休眠から覚める．
あることって何ですか？

さっき説明した刺激だね．たとえば血管が破れたとかね．あとはね，血管の中が狭くなっているとか．

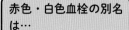
赤色・白色血栓の別名は…

● 赤色血栓はフィブリンを中心に形成されるため別名フィブリン血栓とも呼ばれる.
● 白色血栓は血小板血栓とも呼ばれる.

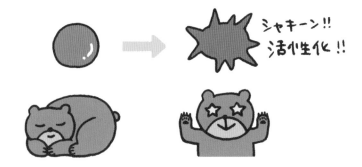

シャキーン!!
活性化!!

図5 血小板は刺激を受けると活性化する
● 活性化した血小板は小さな手（トゲ）を出す.

たとえば血管の中がね，アテロームで膨らんで内腔が狭くなっているとき，近いイメージとしては，ホースをつまんだときに勢いよく出る水みたいなもので，狭くなっている部分を血液が通るとその部分だけ勢いが増して速くなっているよね．急に流れが速くなること自体が刺激になっているんです（図6）.

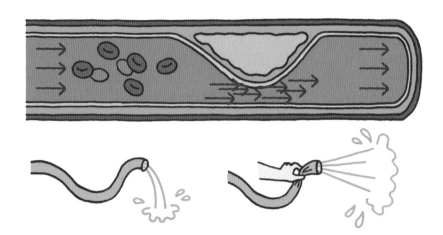

図6 血管内のプラークがあるところは細くなっている
● ホースでの水撒きと同じように，口を細くすると血流が速くなる．
● 速くなること自体が刺激になる．

 たとえば車に乗っているとき，急にスピードが上がると身体に負荷がかかりますよね．

 狭くなっている血管を通る血小板は刺激を受けて伸びたり縮んだりするんだ．

 伸びたり縮んだりという刺激が血小板を活性化するってことですね．

 そのとおり．活性化するとどんな感じになるかっていうと，つるんとした血小板に手が生えた感じになる（図7）．生えた手をお互いに握りあって，集まって固まりになっちゃう．これを凝集といいます．だから内腔が狭くなっている血管周囲では血小板が常に活性化されている状態にあるといえます．ちなみにこの血小板が凝集した状態では「見た目上」白く見えることから「白色血栓」っていわれるよ．

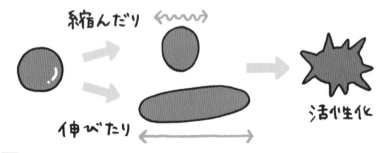

図7 つるんとした血小板が刺激を受けると……
● 伸びたり縮んだりして活性化すると，手が出てお互いをつなぎたくなる．
● 集まってやがて固まりになることを凝集という．

傷口がキーワードの血栓症

もう1つ血小板が凝集する原因があります．それが傷です．
出血のことかと思いきや，それが血管の内側の話なのです．ある日，アテロームがパンパンになって，血管の内側が破れるとする．血管の内側の細胞が傷ついて，血小板はそこを修正しようと集まる．
傷ができたとき，出血するよね．血を止めようと血小板が傷口を塞ぐ．これが普通です．
血管の内側の細胞も一緒です．傷ができるとそこからアテローム成分が飛び出るかもしれない．
だから傷を塞ぐために血小板が集まる（図8）．

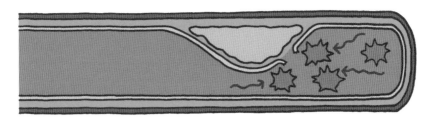

図8 血管内皮の傷と血小板
● 血管の内皮が傷つくと血小板が穴を塞いで修復しようとする．

血管の内側の傷を塞ごうと血小板が集まった結果，やがて血管を塞いでしまう．これをアテローム血栓症の血栓性機序（図9）っていうんだよ．

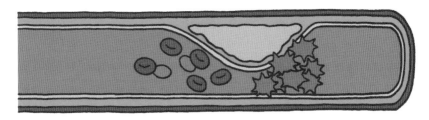

図9 アテローム血栓症の血栓性機序
● もともと細くなっているところに血小板がくっつき，細くなっているところを閉塞させてしまう．

心臓じゃないところから飛んでいく血栓

傷口を塞ぐには血小板が主役の一次止血とフィブリンが主役の二次止血があるんだよね．
血小板による凝集が始まったら，それをコンクリートで固めるようにフィブリンが絡みつくんだ．まるでクモの巣のように（図10）．

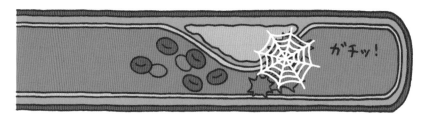

図10 フィブリンによる二次止血と血管の閉塞
● フィブリンはコンクリートのようなもの.
● 血小板の血栓をおおってさらに強固に固める.

 心原性塞栓症のところ📄で教えてくれましたよね. フィブリンはコンクリートだって.

 でもね, 動脈内の血流は早いからね. このクモの巣のようなフィブリンも時々剥がれてしまう. 剥がれたものがまた塞栓物となって, さらに細い血管を閉塞させる(図11).

よくある臨床の疑問❓ (35)

 心臓から飛んでいくものを心原性っていいましたよね.

 これをA to A(アーテリートゥアーテリー)といいます.

 アーテリーだから動脈.「動脈から動脈へ」ということか!!

📄p.121参照

よくある臨床の疑問❓
Q&A 35
Q アテローム内の脂肪も塞栓物となるか?
A 塞栓物には, 血小板が凝集した血栓と, アテロームが破裂した脂肪とがある.

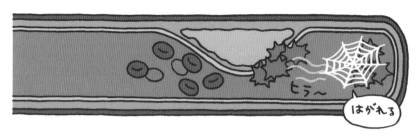

図11 アテローム血栓症の塞栓性機序
● 固まった血栓は剥がれるときがある.
● 剥がれた血栓が, ほかの細い血管を閉塞させる塞栓物となる.

血小板が主体のアテローム血栓症は抗血小板薬を使う
─抗血小板薬はお互いの手をつなぎにくくする

 アテローム血栓症ですが, 血管の中は変わらず血流の変化が起きていて, そこを通る血小板は常にストレスがかかっている(刺激が加わっている)状態といえます. 血小板はストレスがかかっているときはどうなっているかというと……先ほども説明したとおり, 活性化して手を出しています. つまり, お互い手をつなぎやすい状態になっていて, 凝集しやすくなっています.

アテローム血栓症の機序

・アテロームが血管内に溜まると血管の内腔が狭くなる.
・血管の内腔が狭くなるとそこを流れる血液のスピードが
　上がる.
・スピードが上がると血小板が刺激を受けて手をつなぎや
　すくなる.

これが抗血小板薬を服用することで，血小板同士が手と手をつなぐことをブロックします.
ただ傷を修復する過程でフィブリンも形成されるという話もありました．そのフィブリンには抗凝固薬で対応するのだったよね．でもこれは血小板が凝集してフィブリンがさらに固めるという結果です.
やはり血小板が凝集してしまうのは，アテロームによって血管の内腔が狭くなってしまうからです．アテロームがあるうちは常に血小板が活性化されて凝集しやすい状態になっているので，まずは血小板の凝集を防ぐという治療を考えます.

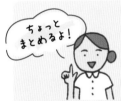
・血小板は，通常は円形.
・だけど刺激が加えられると血小板の「手」を出す．これを血小板の活性化という.
・血小板が活性化されるのは出血したときやストレスが加わったとき.
・ストレスが加わったときというのは，たとえば血管の内腔が細くなった場所を通ったとき.
・だからアテロームが沈着して血管の内腔が狭くなると，そこを流れる血液中の血小板は常に活性化されているといってよい.
・血小板が活性化すると凝集しやすくなる．この凝集を防ぐ役割をするのが抗血小板薬.

抗凝固薬と抗血小板薬との違い
一時的に固める血小板と，強固に固めるフィブリン

ところで抗凝固薬と抗血小板薬とは何が違いますか？

その違いを探るために，まずは血が止まるしくみについてもう一度確認してみよう．血小板が凝集して，血が止まるのを一次止血といいます．でも実はそれだけでは止血としては不安定なんだよね.

血小板は水をせき止めるときに一時的に使われる土嚢みたいなものですよね(図12).

でもこれは本当に簡単な応急処置でしかありません.

 土嚢をおいても, 洪水になれば水は侵入してきますからね.

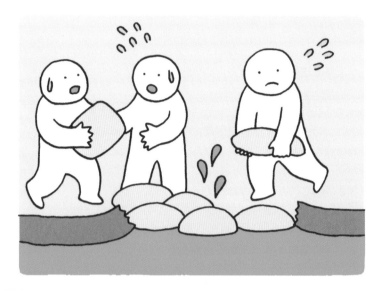

図12 一次止血は土嚢のようなもの
● 土嚢は一時しのぎにすぎない.

 完全にそして永久的に水をせき止めるにはダムのようにコンクリートで固める必要があります.
そして血液の中でコンクリートの役割をしているのが「フィブリン」だよ.

 フィブリンは聞いたことがあります.

 フィブリンの1つ前が「フィブリノゲン」.「〜ノゲン」だから「〜の源(みなもと)」. フィブリンの源(ノゲン)と覚えると理解しやすいよ. フィブリンまで行きつくにはいくつかの段階を経るんだ.

 フィブリンはね, 日本列島にたとえるとわかりやすいよ. いろんな因子が合体して最終的にフィブリンになります. ちょうど日本列島を構成する要素が, 北海道だったり, 東北だったり, 関東, 四国, 九州, 沖縄だったりするようにね. 図13を見てわかりますか?

> **プラスミンとは**
>
> ● フィブリンを溶解するのがプラスミンというタンパク質.
> ● プラスミンの源であるプラスミノーゲンを活性化しプラスミンに変化させるのが血栓溶解療法で使用されるt-PAという薬.

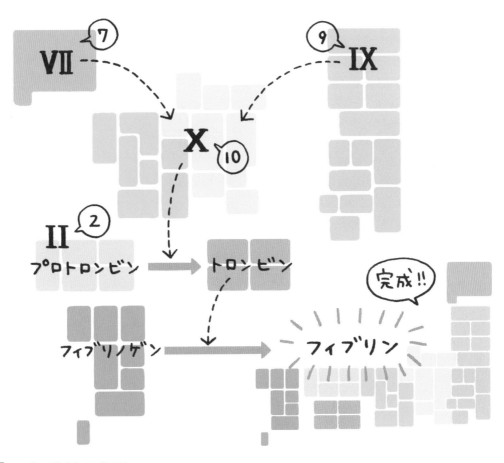

図13 フィブリン形成までの道のり
- フィブリンは体の中のコンクリート.
- フィブリンになるにはいろいろなものの作用を受けて複雑な過程を経る.

 わかるような,わからないような…….

 具体的な経過をいうと,凝固因子の7番と9番が10番に働きかけて,プロトロンビンをトロンビンにする.そのトロンビンがフィブリノゲンに働きかけてフィブリンを形成する.

 なるほど.つまり中国地方と四国地方とで中国・四国地方,さらに九州・沖縄地方,近畿地方が加わって,西日本となり,そこに東日本が加わって……んっ,よくわからなくなりました！

 大事なのはね,フィブリンっていう物質はいろんな凝固因子が関係し合ってできているってことなの.そして,ここで抗凝固薬が登場します！　なかでも一番有名なワルファリンは,この凝固因子の「2番」「9番」「7番」「10番」因子に働きかけて最終的にフィブリンの形成を防止しています.「肉」「納豆」と覚えましょう(図14).

よくある臨床の疑問❓ (36)

よくある臨床の疑問❓

Q&A 36

Q ワルファリンとそのほかの凝固薬の違いは何か？

A ワルファリンは凝固薬として長く使われてきており現在も主役であるのは変わりない.ほかの凝固薬が腎機能のよい人など使える人が限られる一方で,ワルファリンには食べ物の制約などがない.薬が働きかけるところが違うということ.ワルファリンは凝固因子の4つに,他の凝固薬は1つの凝固因子に働きかけるという違いがある.

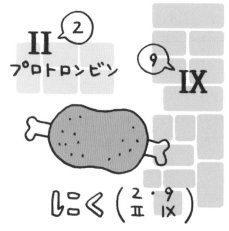
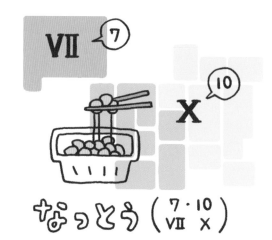

図14 フィブリンの凝固因子は「肉」「納豆」と覚える
フィブリンにたどり着くまでの道のりで重要なのが
●「肉」：2番・9番因子
●「納豆」：7番・10番因子

 ワルファリンはよく聞きます．学校でも習いました．そうか，
抗凝固薬はフィブリノゲンの凝固因子に働きかけていて，この
点で，血小板に働きかける抗血小板薬と異なるんですね．

 このフィブリンはいわばコンクリートみたいなもの．血小板に
絡みついてより強固に固めるイメージだよ．二次止血とも呼ば
れています．

いろいろな抗凝固薬─ワルファリンとDOAC（表1）

 代表的な抗凝固薬であるワルファリンの注意点は何か知ってい
ますか？
たとえば，納豆がダメとか，出血傾向になるとかがあります．
ですが，最近ではDOACといった抗凝固薬があり，それらの
注意が不要な薬剤となっています．

ワルファリンとDOAC

・DOAC(direct oral anticoagulant)は，直接経口抗凝固薬のこと．
・長い間使用されてきた「ワルファリン」に代わるものとして開発された薬．
・一番の特徴は，ワルファリンのように「禁止食材」がない，「定期的な採血」は要らない．
・とはいえ，ワルファリンは長い歴史があるから，使用方法が確立されている．そして薬の価各も安い．
・また，DOACは体重や腎臓の機能なんかで使用できない場合もあるし，1日2回内服しなければならない
　薬もある．そのため，ワルファリンよりよい面が多くあるが，DOACを避ける人も結構いる．

表1 ワルファリンとDOAC

	代表的な抗凝固薬	DOAC
	ワルファリン	ダビガトラン リバーロキサバン アピキサバン エドキサバン
長所	・昔から使用されている抗凝固薬 ・価格が安い	・効果が長続きする ・飲み合わせの影響が少ない
短所	・併用する薬によって効果にばらつきが出る ・納豆の摂取は禁止 ・定期的な採血が必要 ・個々人で効き目が違う	・効果消失時間が長い ・価格が高い ・体重や腎機能との関係で使用できない場合がある ・1日2回内服しなければならない

効果の違いは働きかける因子の違い

同じ抗凝固薬なのになぜDOACとワルファリンとは違いが生じるのか，について考えてみよう．

さっきの凝固因子の話に戻るよ．

ワルファリンは凝固の過程の中でどこに働きかけていたかというと……「肉」「納豆」，つまり2番，9番，7番，10番です．

つまり，ワルファリンは4つの因子に働きかけています．

一方でDOACは「10」のみ，1つの因子だけに働きかけることでフィブリンになることを予防している．ワルファリンは4つで，DOACは1つ．だからDOACは薬を止めるとすぐに効果がなくなる．

ワルファリンは4つの因子に働きかけている分，薬を止めても効果が続くんだよね．

その逆もそう．1つの因子に働きかけるだけでフィブリン形成を防止するからDOACは内服を始めたらすぐに効果が表れるけど，ワルファリンは4つの因子に働きかける．

だから効果が出るまで3日くらいかかるといわれています．

脳にとって血圧は高いほうがよいの？低いほうがよいの？

血圧は基本的に低いほうがよい

血圧について少し掘り下げてみよう．高血圧は脳梗塞や脳出血のリスクを高めるし，まずなるべくなら低いほうがいいというのが基本です．まずは収縮期血圧と拡張期血圧について少しおさらい（図15）．

> **血圧の種類**
>
> ・**収縮期血圧**：心臓が縮んだときの血圧．心臓が血液を吐き出すから血管は拡張する．
> ・**拡張期血圧**：全身の血液を吸い込み，心臓が膨らんだときの血圧．心臓が血を吸い込むから血管は収縮する．
> ・**脈圧**：収縮期血圧と拡張期血圧の差．正常値は40〜60 mmHgくらいで加齢により高くなる．

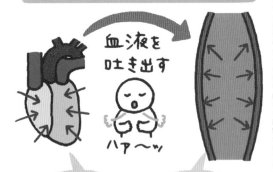

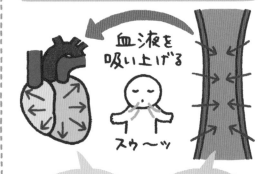

● 収縮期血圧は心臓が収縮したときの血圧．
● 心臓が収縮したので血管は拡張している．

● 拡張期血圧は心臓が拡張（全身の血液を吸い込む）したときの血圧．
● 心臓が拡張したので血管は収縮している．

図15 収縮期血圧と拡張期血圧

ただ脳梗塞になったら血圧を高く維持する―ペナンブラを広げない

 ただし血圧は低いほどよいというのは，脳梗塞になったら話は別です．

脳梗塞は脳へ向かう血管が閉塞することで，脳の組織が死んでしまう病気でしたね．

3つの病型と3つの発生機序があったのを覚えていますか？📄 　　　　📄p.120参照

脳梗塞の治療を考えるときに忘れてはいけないことがあります．それはペナンブラ（図16）という言葉です．

日本語では「半影」という意味で，脳梗塞の周りの血流が乏しい部分のことをいいます．

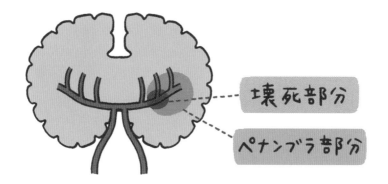

図16 ペナンブラ
● 脳は血管が張り巡らされており，血管が詰まると脳組織は壊死してしまう．
● 壊死した周りの組織も血流が乏しく，そのために瀕死の状態になっている部分を
　ペナンブラという．

 血管が閉塞した場合，それ以上先に血液を送ることができなくなります．ただ，血流というのは1本の血管だけではなく，いろんな細い血管が伝わっていて，それらによって脳梗塞になった周りの組織に何とか頑張って血液を賄うようにしています．
それら細い血管が頑張ってくれないと脳梗塞が広がってしまいます……
たとえば夜に道を歩いていたら，電球の下は明るいよね．けどその周りは暗くて，電球から遠ざかると本当に暗くなってしまう．その暗い場所になんとか光を届ける必要がある．
どうすればよいかというと，まずそれら細い血管の血流を何とか維持することが大事です（図17）．
そして血圧は高いほうがよいということです．少なくとも発症間もなくは高いほうがよいです．

よくある臨床の疑問❓（37）

また，維持されている血流を邪魔しないことが大事です．
血流の邪魔をしないというのは，たとえば，無理に離床させない，浮腫のサインを見逃さない，ということです．これらは血圧を低下させるものだからね．
それでは一般的に離床が勧められる急性期はどうすればよいでしょうか？

8

脳梗塞を理解する

よくある臨床の疑問❓

Q&A 37

Q 脳梗塞の病態から血圧が高くても問題ないとして，いつまで高い状態を許容できるか？

A 脳梗塞などの脳血管障害に関してはペナンブラを考えて血圧は高めを維持するが，最終的には140/90以下へコントロールする．その基準に対して，年齢などの条件によって血圧を少し低く維持するようにする．医師によって考え方が異なるが，一般的には2〜3ヵ月かけてゆっくりと下げていく．

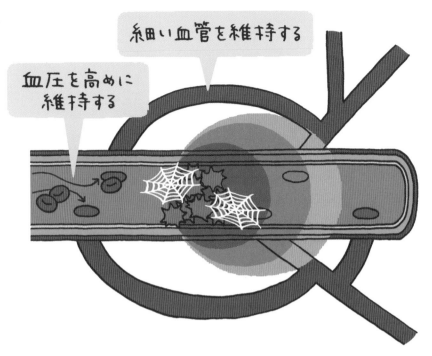

細い血管を維持する

血圧を高めに
維持する

図17 ペナンブラにどうやって血液を運ぶか
●ペナンブラを救うのがわれわれの使命.
●血流の乏しいところにどうやって血液を運ぶか,それ以上の血流低下を失くすか,を考える.

結論をいうと,できる限り離床したほうがよいです.ただし,
何も考えずに,または無理に離床を促すのは避けたほうがよい
と考えます.血圧低下による脳梗塞悪化の可能性も心配しなが
ら,慎重に進めること.また,その後の患者の様子を観察する
ことが大事です.

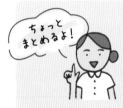
ちょっと
まとめるよ!

・脳梗塞には抗凝固薬と抗血小板薬のいずれかを使用.

・心原性塞栓症には抗凝固薬,アテローム血栓症とラクナ梗塞には抗血小板薬.

・心原性塞栓症の血栓はフィブリンが主体の赤色血栓.

・アテローム血栓症とラクナ梗塞は白色血栓.

・抗凝固薬はワルファリンの他DOACがある.

・脳梗塞は「いかにペナンブラに血流を届けるか?」が重要.だから急性期は血圧を
高く保つ必要がある.

9 視床出血をどうみて, どう対応する?

脳出血のうち視床出血は約30%を占めるといわれています. たしかに臨床では, 非常に高い割合で視床出血の患者に出会うでしょう. 視床にはさまざまな機能があるため, 視床という場所で出血すると緊急手術をする場合もあります. また, 視床の機能と構造を理解することで, 臨床で遭遇する多くの「なぜ?」を解き明かすことができます. 脳出血が疑われたらまずは画像の確認です. そして視床出血が確認されたら, 起こりうる合併症を予測しながら観察する必要があります.

視床って何? 視床出血をみたらどうする?

 今日は視床について勉強しよう. 視床は脳出血の好発部位なんだよ. 脳出血全体の30%ほどといわれています.
ここ(図1)がおおよそ左の視床だね. この患者さんは, 右の視床出血だったよね. この白いところが出血しています(黄色で囲んでいる).

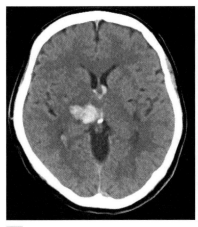
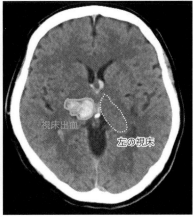

図1 視床出血

 右の視床出血5.4 ccです.

 視床はね, 脳画像の「Y」を探すとわかりやすいよ. Yの両脇下に沿っておおよそ卵型を描いたらそこが視床(図2オレンジ部分). ちなみにYの横が「尾状核」(図2緑部分), 外側に「被殻」(図2青部分)があるよ.

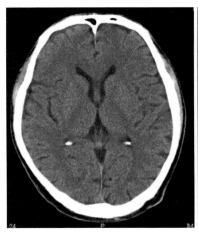 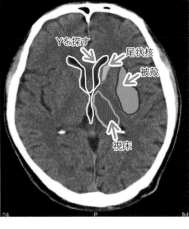

図2 視床の見つけ方

● 内側に視床.

● 外側に被殻.

● 画像で見える被殻は脳出血の好発部位で，出血の約40％がこの被殻で出血する（p.142参照）.

視床の役割①：感覚の中継

 ところで視床はどういう役割を担っているか理解しているでしょうか？

大きく分けて，「感覚の中継地点」と「運動の制御」という役割を担っています．まず1つ目は「感覚の中継地点」としての役割を詳しくみてみるよ．

経路を簡単にたどると（図3），痛みは脊髄を後ろ（背側）周りに後角部①に入力される．その後すぐに反対側②に移動する．感覚を伝える外側脊髄視床路③という「路」に入る．脊髄視床路だから脊髄と視床を経由する「路」ですね．これは「痛覚」「温覚」専用の道路（「1．脳・神経の第一歩は〜」で出てくるよ）です．

その後，延髄や橋などの脳幹部を通って視床④に入ります．

p.10参照

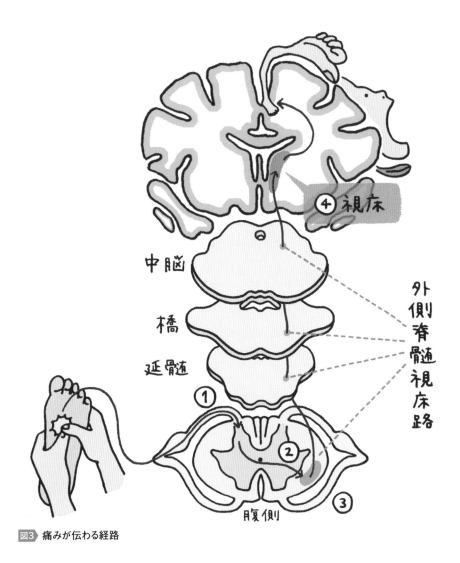

図3 痛みが伝わる経路

 特に感覚が伝わるときは視床の外側部分（図4）を通っていきます．

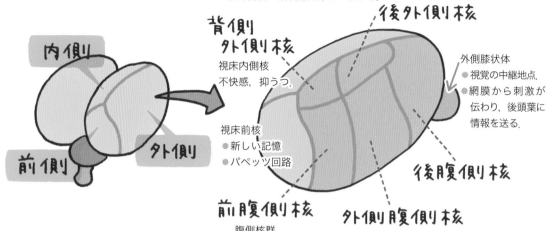

外側核
- 背側外側核：記憶，感情形成．
- 後外側核：頭頂連合野とつながる．

後外側核

背側
外側核

視床内側核
不快感，抑うつ．

外側膝状体
- 視覚の中継地点．
- 網膜から刺激が伝わり，後頭葉に情報を送る．

視床前核
- 新しい記憶
- パペッツ回路

前腹側核

外側腹側核

後腹側核

腹側核群
- 前腹側核：大脳基底核，運動前野と連絡．錐体外路系とかかわる．
- 外側腹側核：錐体路と錐体外路にかかわる．
- 後腹側核：感覚の中継地点．内側毛帯や脊髄視床路，三叉神経核とかかわる．内包後脚から大脳皮質体性感覚野に投射する．

図4 視床の各部位と役割
- 視床の外側部は主に感覚にかかわる．
- 視床が障害されると「痛み」や「しびれ」を訴える．

 すると視床が障害を受けると患者さんは感覚に異常が出るということですか？

 そう．視床が障害を受けると「視床痛」を訴える人も多いよ．

 たしかに「ピリピリ」とか「ジンジン」とか訴える患者さんがいますよね．

 正確には「脳卒中後中枢性疼痛（CPSP📖）」といいます．視床痛は患者さんにとって苦痛が強い．そのため視床が障害された場合には「痛み」の観察が必要だよ．

📖CPSP：central post stroke pain

視床の役割②：運動の制御

 視床はもう1つ，「運動の制御」という役割も担っているよ．
運動の制御は「錐体外路」を通して行われます．特に視床と大脳基底核（図5）とのやり取りが運動制御の中心になります．
だから視床が障害を受けると，運動の調整がうまくいかなくなります．

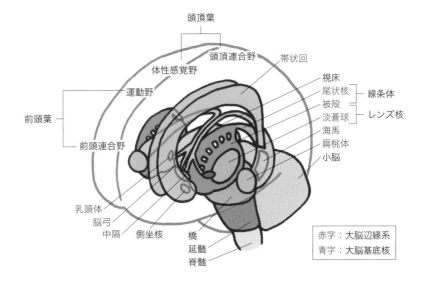

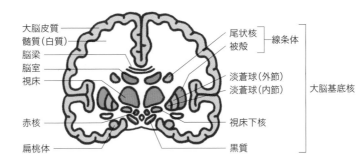

図5 大脳基底核
● 大脳基底核は狭義には「尾状核」「淡蒼球」「被殻」の3つをいう.
● 広義には「尾状核」「淡蒼球」「被殻」「視床下核」「黒質」をいう.

図6を見ると中脳の黒質から矢印がきています. 中脳の黒質では運動の調整を司るドーパミンが作られているんですよね. このドーパミンはとっても有名な神経伝達物質です. ここでは, たくさんの矢印が書き込まれているけど, これくらい複雑に連携し合っている, ということが確認できればいいよ.

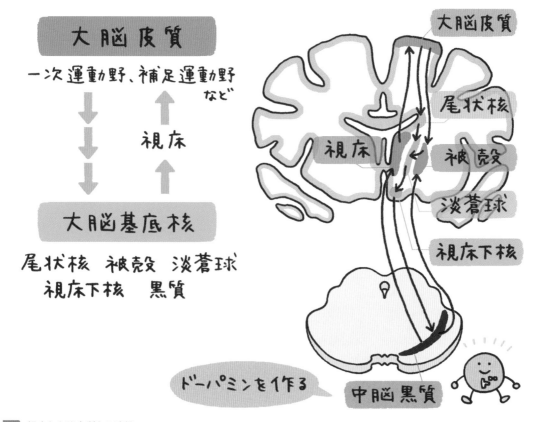

図6 視床と大脳皮質との連携
● 視床の役割は「感覚の中継地点」と「運動の制御」.

 ドーパミンがあることで運動の制御がうまくいっていますが,その中継地点である視床が障害されると,運動の調整がうまくいかなくなるということになります.

よくある臨床の疑問❓ (38)

ちなみにこのドーパミンは褒められるといっぱい分泌されるらしい.確かに褒められたことって覚えているし,それがやる気にもつながりますよね.患者さんのやる気を持続させるためにも,褒めることがとってもいい看護になるんです.

よくある臨床の疑問❓
Q&A 38

Q ドーパミンとは何か?
A ドーパミンは数種類ある神経伝達物質の1つ.アドレナリンとノルアドレナリンの前駆体でもある.快感や多幸感,やる気を引き起こし,運動調整機能に関連している.

 ちょっとまとめるよ!

・視床は第3脳室の両脇,脳の中心に存在する.
・視床の主な機能は2つ.1つは感覚の中継地点.もう1つは運動の制御が主な仕事.
・視床が障害を受けると感覚の異常(しびれ,痛み)が起きる場合がある.
・視床は小脳や補足運動野とも連携しているため,障害を受けると運動の制御機能,自発的な運動の連携などが困難となる.

視床出血の画像を見たら何を見る？　何を考える？

それでは，患者さんのこの画像（図7左）を見て何か気づくところないでしょうか？

そうです．この患者さんは脳室穿破を起こしています．

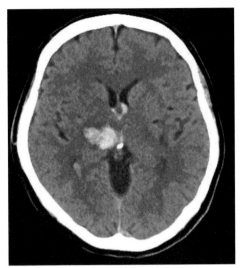
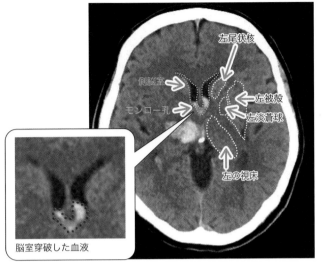

左尾状核

側脳室

モンロー孔

左被殻

左淡蒼球

左の視床

脳室穿破した血液

図7 視床出血といえば「脳室穿破」

脳室穿破は閉塞性水頭症に注意

側脳室をみると血液が流れ込んでおり，脳室穿破を起こしていることがわかります．

つまり視床出血の血液が流れてしまっているということです．こういうときは，血液が髄液の道を閉塞してしまうため「閉塞性水頭症」に注意する必要があります📖．

ちょうどモンロー孔に血液が詰まっているのがわかります．モンロー孔は約4 mm程度といわれていてとても細い「道」だけど，そこに血液が詰まってしまう．ちなみにモンロー孔は両側脳室から第3脳室へ髄液を流す「道」です．

脳室穿破しているときは，どんなときもこの閉塞性水頭症に注意が必要だよ．だから血圧や意識レベルが大事なんです．

📖水頭症についてはp.105参照

視床ばかり見ないで全体を見る

これは患者さんの中脳の画像（図8）．視床出血だからといって視床ばかり見ないで，全体を見ることを皆には伝えています．何か気づくことがありますか？

ポチっと出血している？

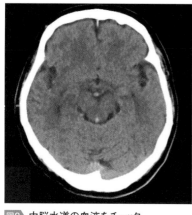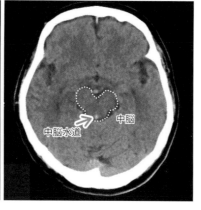

図8　中脳水道の血液をチェック
- ネズミに見えるからチューチュー中脳.
- ネズミの鼻に見える部分は中脳水道(髄液の通り道).
- 中脳水道に血液が詰まっている！！

 そう．この「ポチ」はネズミの鼻に見えるよね．これは中脳水道に血液が流れていることを示しています．髄液の通り道だから血液も一緒に通る．脳室穿破の場合，ここにも血液が流れていないかをチェックしておくこと.

中脳水道
- 中脳水道は本当に細い髄液の通り路.
- 実際に見たことがある人から聞いたところ「つまようじ」くらいの太さだそう.

一定時間経過後の画像も観察する

 次にこれは3時間後の写真(図9)．入院時と比べてどうですか？

 フォローのCTって先輩たちが言っていました．モンロー孔と中脳水道の血液が明らかに減っていますね.

 そう．「出血が増えている」だけではなくて，「脳室穿破のときはこの脳室の血液がどうなっているか」も必ずチェックする必要があります.

モンロー孔
- モンロー孔は左右の側脳室から第3脳室への細い通り路.
- モンロー孔の太さは約4mmほど.
- 12Frのネラトンカテーテルの外径が約4mmであり，想像しやすい.

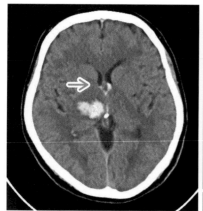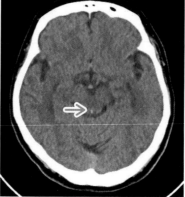

図9　3時間後の写真
- モンロー孔と中脳水道をしっかり観察する.

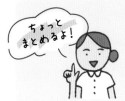

・視床出血をみたら脳室穿破の確認を行う.

・脳室穿破は脳室内に血液が流れ出てしまった状態.

・脳室穿破がある場合は水頭症になることがあるので意識レベルの低下や運動機能の悪化, 頭蓋内圧症状の有無に注意が必要.

視床出血の眼の動き―内下方偏視のみかた

 以前, 眼の動きの学習をしたとき, 視床出血で内下方偏視になるという図がありましたが, 今回は眼の動きに異常はありませんでした.
共同偏視は理解できたのですが, なぜ内下方偏視になるのでしょうか?

 たしか参考書には視床出血で内下方偏視という図があったね (図10). これについては3つのステップで考えてみよう.

内下方共同偏観

● 急性の水頭症でも内下方共同偏視が見られる場合がある.

● 教科書では, 視床出血では内下方共同偏視と書かれているが, 決してイコールではない. だから「内下方になぜなるのか?」という機序を知っておくことが必要 (後述).

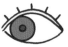

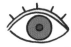

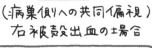
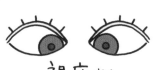
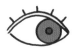
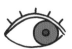

図10 視床出血と内下方偏視

ステップ1：どこの筋肉と神経が作用しているか

 まずはステップ1. 眼球の筋肉について. まず内下方に向くときには眼球のどの筋肉が使われているかのおさらいをします.
まず, 内・下方なので内直筋です.
あとは下を向くから下直筋……と思いきや, そうではなくて上斜筋が主に作用しているよ.
では内直筋と上斜筋を動かすのにどの神経が作用しているでしょうか?
そう. 内直筋は動眼神経. 上斜筋は滑車神経. ちなみに外直筋は外転神経でしたね📖.

📖p.59参照

ステップ2：「riMFL」に注目する

 次のステップ2はちょっと難しい．垂直方向の眼の動きについてです．

実は目の動きは大きく垂直方向（上・下）と水平方向（左・右）の動きに分けられます．垂直方向は内側縦束吻側間質核（riMLF📖），水平方向は傍正中橋網様体（PPRF📖）が関係しています．

ここでは，垂直方向の「riMFL」のみに注目するよ．

📖riMLF：rostral interstisial nucleus of the medial longitudinal fasciculus

📖PPRF：paramedian pontine reticular formation

 このriMFLは動眼神経核の近くにあります．イメージは図11です．

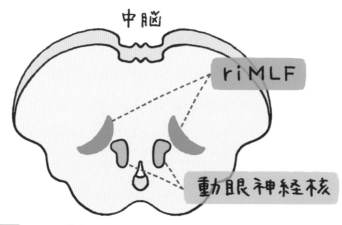

図11 riMLFの場所
● riMLFは中脳の動眼神経核の近くにあると考えられている．

 人が上を向こうとするとき，下を向こうとするときにはこの「riMFL」から動眼神経に向かって神経路が出発しています．そこが「riMFL」が垂直方向の中枢といわれる所以です．

下を向こうとするときの経路はこの「riMFL」から直接動眼神経に命令を送っています（図12左）．

でも上を向くための神経路は後ろ回りで反対側の動眼神経核に命令を送っているんだ（図12右）．この違いが重要です．この経路の違いが特徴的な偏視を起こします．

ポイント

● 眼球はとても複雑な動きをしている．
● すべてを覚えようとせず上下（垂直），左右（水平）に分けて考えてみると理解が進む．
● 実際に絵を描いてみて，経路をなぞってみるのもよい．

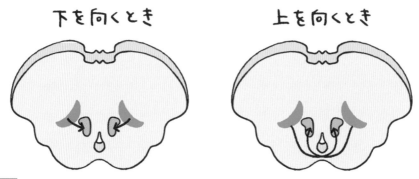

下を向くとき　　上を向くとき

図12 眼球を下に向かせる経路と上を向かせる経路はまったく違う

ステップ3：「後交連」に注目する

 次はステップ3．ではなぜ視床出血で下方の偏視になるのでしょうか？
実は視床の直下に，上を向く経路でちょうど交叉している場所があり，これを「後交連」といいます（図13）．
視床から出血をすると，この「後交連」を圧迫して上を向くことができなくなる．つまり下を向くということですね．

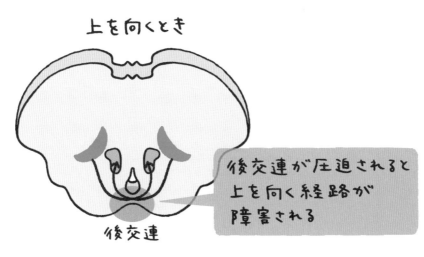

図13 視床出血などで後交連が圧迫されると……

 視床出血で内下方偏視となるのではなく，内下方偏視となりやすいと考えたほうがいいよね．
ちなみに，視床出血では43.7%に内下方偏視が認められたという報告📄があります．さらに，頭蓋内圧上昇時にも内下方偏視がみられたという報告もあります．
やはり共同偏視のときと一緒で，「多い」というだけで絶対ではないということに注意が必要です．

📄静雅彦ほか：視床出血―CT上の血腫の広がりと臨床症状の解析．脳卒中 **2**：255-261, 1980

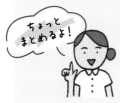

・視床出血では内下方偏視となる所見が有名．
・でも内下方偏視が特徴的な所見だけれど，すべての視床出血にみられるわけではない．
・視床の直下にある後交連が圧迫を受けることによって内下方に偏視する．
・眼球を垂直方向へ向かせるための中枢は「riMLF」と呼ばれる．
・「riMLF」から眼球を上向きに向かせる神経路が後交連を通っている．
・視床出血によりこの後交連が圧迫を受けると，上を向くための神経路が遮断されるため（内）下向きに引っ張られる．

視床と発熱

 私の受け持ちの患者さんですが，入院してからずーっと熱があるんですが．

 時には感染症がなくても熱が持続する事例もあるからね．
まず発熱の機序について学習してみよう．

発熱の機序―サイトカインが視床下部に働きかける

 発熱を司るのは視床下部です．
視床下部は視床と視床の間に挟まれていて下のほうに飛び出ているイメージ（図14）です．

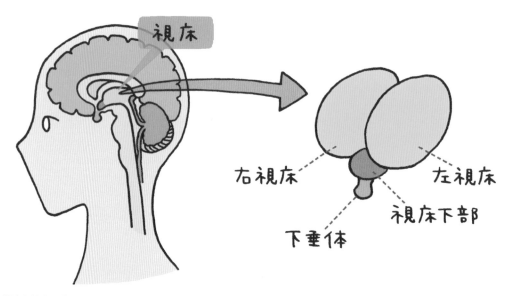

図14 視床と視床下部
● 右の視床と左の視床に挟まれて視床下部がある．
● 視床下部は自律神経とかかわりが深い．

 視床下部には体温調節中枢というものがあります．ところであなたの平熱はどれくらいですか？

 36.5℃くらいですかね．

 つまり，あなたの視床下部では，常に36.5℃を維持するように指令を出している．あなたにとってはその体温が体の調子が一番保たれる体温ということですね．ただ，たとえば体の中に細菌が入り込んだとします（図15）．そのとき体の免疫機能が働いて，細菌と戦うために集まってくるのは何だっけ？

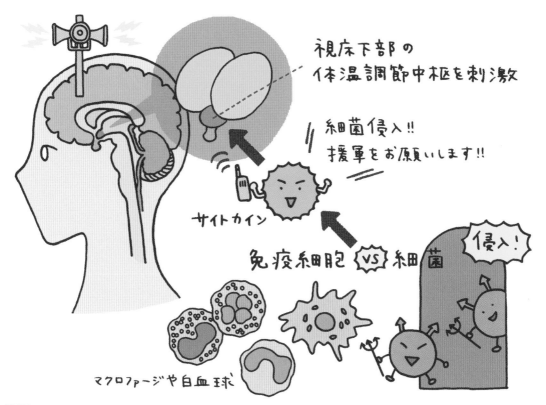

図15 サイトカインの伝令を受ける視床下部
● 細菌と戦ってくれる強い味方がマクロファージや白血球.
● これらいわゆる免疫機構が応援を頼むための伝令役がサイトカイン.

 マクロファージや白血球です.

 そのとおり. 特にマクロファージは, 真っ先に細菌のもとへ駆けつけてくれるよ.
これら免疫細胞が戦うことで「サイトカイン」という物質が作られる. このサイトカインは伝令役と考えてくれればいい. 「免疫が細菌と戦っています. 援軍をお願いします!」みたいな感じ.
このサイトカインが仲介役となって視床下部に働きかける. すると体温調節中枢が刺激されてセットポイントが上がる. そのセットポイントに向かって体温が上がっていく(図16). これが発熱の機序だよ.

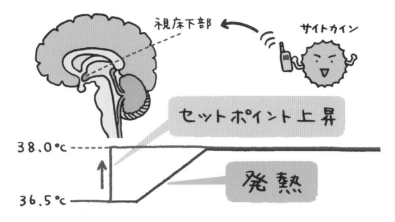

図16 ▶ 熱を上げるためにまずセットポイントを上げる
● 熱を上げると免疫機能もより元気になる. 細菌やウイルスなどは動きが弱まる.

 すみません.「セットポイント」がよくわかりません.

 熱を上げなさいと指令される目標の体温のこと. その指令温度まで体温を上げると考えます.

 つまり先ほどの機序からすると, 視床下部が障害を受けると, 体温調節中枢も障害を受けるということになって……

 セットポイントを上げようという指令がうまく届かないことになる.

視床下部は両側の視床に挟まれている場所にある. だから視床に障害が出れば, この視床下部にも障害が及ぶ. 実はこの場合, 解熱剤を使用してもあまり効果がない.

なぜか? よし, 次はそれを勉強しよう!

発熱の意味

 では, そもそも何のために熱が上がるかを考えてみよう.

実は, 免疫機能はちょっと高めの温度のほうが活性化して, また高い温度だとウイルスなんかの動きが鈍ることが知られているんだよ.

一方で脳との関係をみると, 体温が1℃上昇すると代謝が亢進する▤. 体重によって違うけど, おおよそ30分のランニングくらいの代謝アップに相当すると考えられるよ.

ただダイエットにとって代謝亢進はよいけど, 実は脳にとっては悪いこともあるんだ.

たとえば, 代謝が亢進するということは体の酸素消費が激しくなるということです. 脳は酸素がなくなると, たちまち機能障害に陥るから, 脳にとって代謝の亢進はよくない. 脳が損傷しているときは特にそうです.

▤ **体温と代謝の関係**

● 体温1℃上昇で代謝6〜13％亢進（酸素消費が激しくなる）
● 42℃以上で脳血流や代謝を増加
● 43℃以上では神経障害
● 虚血再灌流時に体温39℃では虚血脳組織の傷害が増強

解熱剤は使うべき?

では，やはりすぐに解熱する必要があるかといえば，必ずしもそうとはいえません．
改めて，なぜ発熱するかを考えると，サイトカインが「免疫が細菌と戦っています．援軍をお願いします！」と指令を出しているんだったよね．
そして，解熱剤はサイトカインが放出する物質に働きかけることで解熱する．つまり解熱するとサイトカインの指令も遮断しちゃうということになります（図17）．

脳出血や脳梗塞による発熱

● 脳出血や脳梗塞が原因と考えられる発熱は予後不良因子の1つ．
● 出血や浮腫による頭蓋内圧亢進が視床下部を刺激するといわれる．
● 解熱による発汗，急激な血圧低下などに注意しながら体温もコントロールする必要がある．

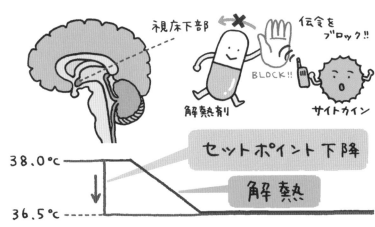

図17 解熱剤は伝令をブロックする
● 伝令が来ないので「熱」は必要ないと視床下部が判断．
● セットポイントが下降する．

視床下部は「大丈夫なら元に戻すよ！」みたいな感じで戦闘モードを解除して熱を下げる．これを「セットポイントを下げる」といいます．
でも解熱剤は，熱を「薬」で「人工的」に下げることになります．
発熱は「①ウイルスを弱らせる」「②免疫機能を活性化させる」など，体内に侵入してきた異物から自分たちを守る意味がある（図18）のに，「人工的に熱を下げていいの？」という疑問が浮かびます．
いろんな研究でも「感染による発熱が疑われるなら，体温が高くても死亡率に変化はないかもしれない」という報告もあります．思うより，解熱剤を使う意義はさほど大きくないのかもしれないね．

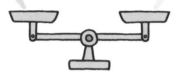

デメリット

・酸素消費量の増大
・中枢神経障害の発生
・患者の不快感
・脳の場合、
　脳卒中発症24時間の
　高体温は予後不良

メリット

・細菌を死滅、増殖を
　　　　　　　抑制
・免疫の活性化
　（不必要な解熱は
　　免疫反応を鈍らせる）
・脳の場合、体温1℃上昇で
　代謝6～13％亢進
　（酸素消費が激しくなる）

図18 発熱のメリット・デメリット

発熱の種類

 それでは発熱の種類(図19)について考えてみよう.「何による発熱か?」という視点をもてれば, 解熱剤の服用が適切かどうかの判断にも役立つというわけ.

外因性発熱物質
・細菌
・ウイルスなど

熱放散障害
・高温多湿の
　環境

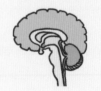

中枢性発熱
・体温調節
・中枢の病変

図19 発熱の種類は3つ

 たとえば「中枢性の発熱」というのがあります. これは, 体温調節中枢の障害によって起きる発熱です.
解熱剤の効果があるのは細菌・ウイルス等による「外因性の発熱」だけで,「中枢性の発熱」には効果がありません.
ふつう熱中症の人に解熱剤を投与しようとは考えないですよね.

中枢性の発熱と考える場合は，冷やすのが基本．太い動脈が皮下を通っている場所を冷やす，涼しい環境にいる，水分を摂取する，ということになります．

当初「外因性」と考えて解熱剤を投与しても，効果を示さないときは，「中枢性」であると考えを切り替えて冷却するしかありません．

発熱したらすぐに「解熱剤」という考えに行き着きやすいけど，その前に「何による発熱なのか？（原因）」をしっかり考えることが大切です．

たとえば脳の障害がある場合（中枢性）はどうしても発熱をきたしやすい．あとは誤嚥でも肺炎を起こして（外因性）発熱するし，尿路感染症（外因性）だって発熱するからね．

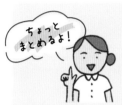

- 視床下部には体温を調節する中枢がある．
- 体温調節中枢が刺激を受けると発熱する．
- 発熱はウイルスの活動を弱める作用と免疫細胞を活性化する作用がある．
- 一方で，体温調節中枢の損傷により体温が上昇する病態もある．この場合，解熱剤の効果は薄い．
- 発熱があると「解熱剤」を使用したくなるが，一方で人工的に解熱をはかってしまうと免疫機能が活性化されずウイルスなどが再び元気になってしまう．
- でも「脳」は熱に弱い．大事なのは目の前の患者の発熱は「感染によるものか？中枢性のもの（体温調節中枢の損傷）なのか？」をしっかりとアセスメントすること．そのうえで医師に対処を確認する姿勢が重要．

10 ドレーンのしくみと 管理のしかた

脳神経外科で使用されるドレーンにはいくつか種類があります．「ドレーン管理ができれば1人前！」とまではいきませんが，その原理・原則を知っていれば，頭蓋内で何が起きているかをアセスメントするための有意義な情報となります．ではドレーンの中でも特徴的な「チャンバー付きドレーン」を理解するため，「サイフォンの原理」から勉強しましょう．

ドレーンの種類と目的

脳神経外科で使用されるドレーン

 いよいよドレーン挿入患者さんの受け持ちだね．

 はい．勉強してきました．脳神経外科で使用されるドレーンの種類には次のようなものがあります（表1, 図1）．

表1 脳神経外科で使用されるドレーンの種類

名称	主な目的	備考
脳室ドレーン continuous ventricular drainage（CVD）	髄液の通過障害や吸収障害	—
脳槽ドレーン continuous cisternal drainage（CCD）	くも膜下出血の際に血液を洗い流す	—
腰椎ドレーン spinal drainage（Sp-D）	一過性の交通性水頭症や頭蓋内圧のコントロール	脊髄内腔に留置 カテーテルが非常に細い ベッドサイドで行える
硬膜外ドレーン	硬膜外に貯留する血液や髄液を排出	硬膜と皮下の間に留置
皮下ドレーン	皮下に血液が貯留するのを予防	—

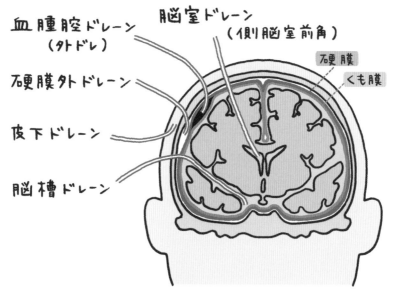

図1 各ドレーンの留置部位
● 脳槽とは脳とくも膜の間にできている比較的大きな隙間のこと.
● 脳槽にはシルビウス裂, 脚間槽, 橋槽などがある.

 ポイントは押さえているね. 脳神経外科で取り扱うドレーンの目的は3つあるよ(図2).

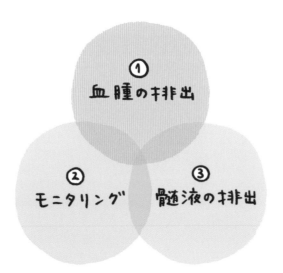

図2 脳神経外科ドレーンの3つの目的

 たとえばLPのときに, 脳脊髄液圧を勉強したのは覚えているかな? 📖

そう. ルンバール針っていうのを穿刺して, 髄液の圧を測ったあれです. あれは「モニタリング」を目的とするドレーンだよ.

📖p.102参照

脳外科のドレーンにおける注意点

● どんなドレーンでも重要なことであるが, 糸が緩くて抜けかかっていないかを観察するために「何cm挿入されているか?」は必ず確認する.
● また, 脳外科のドレーンは周囲の髪の毛が問題となることもある.
● 洗髪の方法によってはブドウ球菌の数は洗髪の前後と比較して減少していなかったという報告もある.
● 洗髪の方法を工夫して常に清潔を心がける.

脳室ドレーン（CVD）

 さて，今日取り扱う患者さんのドレーンは？

 脳室ドレーン（CVD📖）です．

 CVDは脳室のどこに入っている？

 側脳室の前角部です（図3）．

よくある臨床の疑問❓（39）

📖CVD：continuous ventricular drainage

よくある臨床の疑問❓

Q&A 39

Q 脳室前角部はどこにあるか？

A 脳室前角部は側脳室の前側にある（図3）．

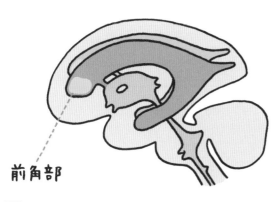

前角部

図3 側脳室の前角部

 脳外科のドレーンは，医師の指示で「高さ」を設定しているよ（図4）．

> **ドレーンの「高さ」**
> ・外耳孔を「ゼロ点」に設定し，そこから高さを設定する．
>
> **よくある臨床の疑問❓**（40・41）
>
> ・外耳孔を「ゼロ点」とするのは，外耳孔が脳の中心（モンロー孔）に近いし，何よりわかりやすいため．
> ・施設によっては前額部という場合もある．

よくある臨床の疑問❓

Q&A 40

Q ゼロ点はなぜ外耳孔の場所なのか？

A 耳の耳珠と呼ばれる部分がちょうどモンロー孔付近であるといわれている．ドレーンは側脳室前角部（前述）付近に挿入される．つまり先端はモンロー孔付近にあるためそこの圧がモニタリングされる．正確には耳珠だが，外耳孔といったほうがわかりやすいという配慮もあると思われる．

よくある臨床の疑問❓

Q&A 41

Q 仰臥位の場合，外耳孔がゼロ点として，側臥位だとどう考えるとよいか？

A 側臥位ももちろん挿入されているドレーンの先端付近をゼロ点とするのがよい．側臥位の場合は，左右外耳孔を結ぶ線と後頭部の正中線の交わった部分をゼロ点とする．

10

ドレーンのしくみと管理のしかた

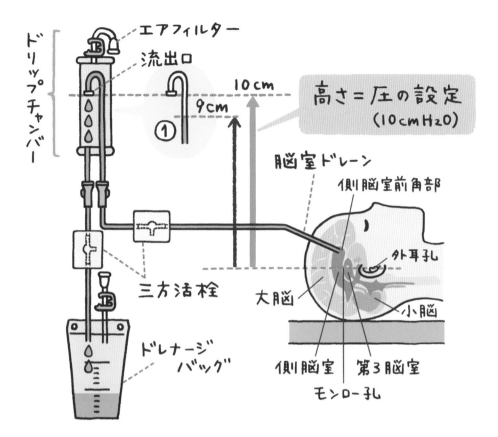

図4 脳室ドレーンのしくみ

 「ゼロ点」といいますが，実際には本当の意味ではゼロではない
よ．基準点というイメージです．
脳脊髄液圧の正常値がザックリ50〜150mmH₂O（5〜
15 cmH₂O）であることを踏まえて，図4を見てみよう．流出孔
からポタポタと髄液が出ているのがわかるよね．高さを10 cm
で設定していて，それでも髄液が出ているということは……脳
脊髄液圧が10 cmH₂Oを超えているということです．
次は，図4の①を見てみて．液面が9 cmのところだとしたら，
脳脊髄液圧が9 cmH₂Oということですね．

p.97，「腰椎穿刺」を参照．

脳外科のドレーンは独特——理解するカギは「サイフォンの原理」

 脳外科のドレーンはチャンバーと呼ばれている部分（図4）が独
特ですね．

 そうだね．そしてこのチャンバーの原理をしっかり押さえてお
くことが重要です．
CVDが入っている場所は側脳室前角部でしたが，極端なこと
をいうと脳室内に管を入れて，チャンバーを使わずにただ髄液
を出すだけでも事足ります．図5を見てイメージしてみましょ
う．

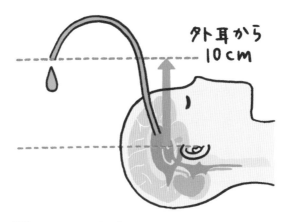

図5 脳室ドレーン開放式

 頭蓋内の圧が10 cmH$_2$Oを超えたら，圧を外に逃がすために，髄液を排出する．
CVDと基本原理は同じです．ですが，これでは問題があります．何だと思う？

 感染ですか？

 そのとおり．外界と接している分，感染するリスクがあるよね．だから脳外科のドレーンは図5とは違い，下界と接しない閉鎖回路になっているんです．

サイフォンの原理を知って「低髄圧」の危険を防ぐ

 では次に，たとえば，この図5のドレーンを図6のように長くするとどうなると思いますか？

 頭蓋内圧がいったん10 cmH$_2$Oに達すれば，その後は頭蓋内圧に関係なく髄液が全部出てしまいそうです．

 そのとおり．これが「サイフォンの原理」だよ．ストーブに灯油を入れる「灯油ポンプ」と同じ原理です．

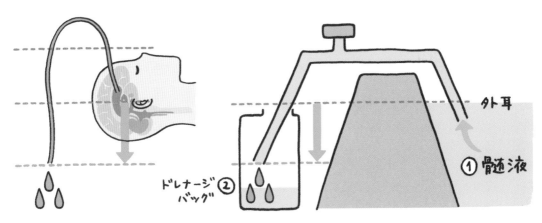

図6 脳室ドレーンとサイフォンの原理

> **サイフォンの原理とは**
> ・隙間のない管を通って，高い位置にある液面から，低い位置に向かって液体が流れる現象のこと．
> ・管内が液体で満たされていれば，管の途中に出発点より高い地点があっても水は流れ続ける．
> ・ポイントは「隙間のない管」であれば「高い位置から低い位置へ向かう」ということ．
> ・図6では，ドレーンに空気が入る隙間がないので，髄液は②排液バックへ流れ出る．
> ・②排液バッグの液面が，①髄液の液面と同じ位置になるまで流れ出る．
> ・もしこれが本当の頭の中だったら大変．髄液がなくなってしまい「低髄圧」が起こる．

 このサイフォンの原理を考えると，どうすれば低髄圧の危険を防げるかもわかるよ．たとえば管に空気が入るようにしておく，という方法があります（図7）．

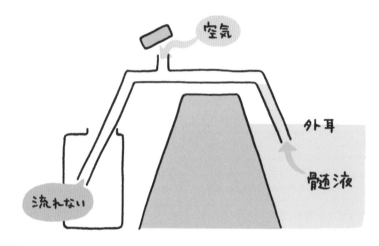

図7 ドレナージシステムのフィルターの原理
● 常に空気が入るようにしておくと髄液が流れ出る心配はない．
● これがドレナージシステムのフィルター．

 図7で空気が入るようになっているところは，CVDでいうとチャンバーのエアフィルターの部分（図4）になるよ．フィルターが入っていることで細菌の侵入を予防する役割もある．ちなみにチャンバーは小さな部屋という意味です．

よくある臨床の疑問❓ (42)

図4に髄液の流出口がありますが，この上部のエアフィルターが閉塞しているとどうなると思う？
排液バッグにどんどん髄液が流れ出てしまいます．

 そう．やがて「低髄圧」が起こるので非常に恐ろしいことです．

 さっき脳外科のドレーンは感染を防ぐために閉鎖回路になっているって話がありましたけど，厳密にはこのチャンバーのように開放部分がないと危険なのですね．

よくある臨床の疑問❓
Q&A 42

Q ドレナージシステムにはクレンメとかフィルターなど多くの種類があるが，それぞれの意味がわからない．

A 患者さんの頭側から説明する（図4）．まず「三方活栓」は，必要時はここから薬液を注入する．次に「クレンメ」は，検査で移動をする際などに閉じる．もし閉じなければ髄液がとめどなく流れ出したり，ドレーン内に残留している髄液が逆流したりする．逆流すると感染のリスクが高まる．チャンバーの「フィルター」は空気がチャンバー内に入ることができるようにしている．このためサイフォンの原理で髄液がとめどなく流れ出ないようにしている．またフィルターは雑菌などの侵入を防止している．エアフィルターについている「クレンメ」はやはり移動するときにチャンバー内にわずかに残っている髄液などが逆流してフィルターを汚さないようにしている．ドレナージバッグへつながるクレンメも同様．ドレナージバッグについている「エアフィルター」はドレナージバッグ内に流入した空気を逃がす働きがある．空気を逃がさないと，ドレナージバッグ内が陽圧となり効果的なドレナージができなくなる．

・ポイントとして，「サイフォンの原理」が働く「隙間のない管」「高い位置から低い位置に向かう」の2つの条件を崩すことを考えてみよう．
・1つ目の条件「隙間のない管」を崩すため，まず図7のように隙間を作ることが大切．隙間から空気が入ると，髄液が「高い位置から低い位置に向かう」ことができなくなる．
・2つの目の条件「高い位置から低い位置に向かう」を崩すため，排液するところを液面より高い位置にくるように位置を変える方法も考えられる．ただ，排液バックを上にすることで髄液が逆流して感染の可能性が高くなるためNG．

感染リスクにも注意が必要

もう1つ，排液バッグにもフィルターがついていますが，これは何のためにあるか知っていますか？

排液バッグの空気を逃がすためでしょうか？　排液バッグ内に液が溜まってきたとき，空気の逃げる場所がないとバッグがパンパンになってしまうような気がするのですが．

そのとおり．そしてこのフィルターから髄液を漏らしても感染のリスクが高まるので注意が必要です．

ドレーン管理に注意

ところで患者さんが移動するときなどは，CVDの管理はどうしますか？　たとえばこのままでは検査へ行けないですよね？

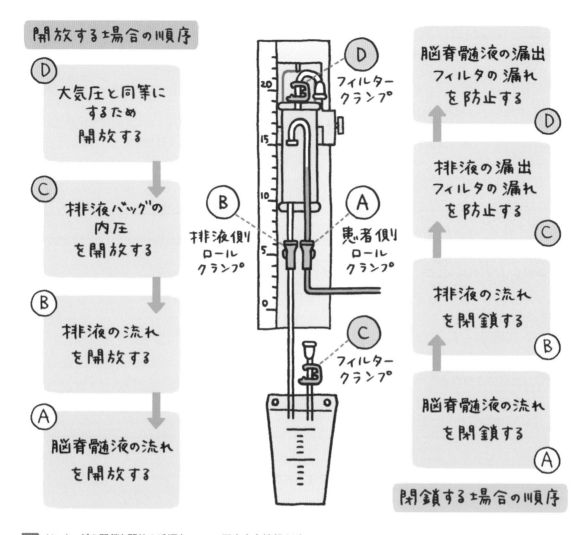

開放する場合の順序

Ⓓ 大気圧と同等にするため開放する

Ⓒ 排液バッグの内圧を開放する

Ⓑ 排液の流れを開放する

Ⓐ 脳脊髄液の流れを開放する

Ⓓ フィルタークランプ

Ⓑ 排液側ロールクランプ

Ⓐ 患者側ロールクランプ

Ⓒ フィルタークランプ

Ⓓ 脳脊髄液の漏出フィルタの漏れを防止する

Ⓒ 排液の漏出フィルタの漏れを防止する

Ⓑ 排液の流れを閉鎖する

Ⓐ 脳脊髄液の流れを閉鎖する

閉鎖する場合の順序

図8 ドレナージの閉鎖と開放の手順（PMDA：医療安全情報より）
● ドレーンの閉鎖と開放の手順に関しては必ず他の人とダブルチェックしてしっかりと確認する.
● 特にⒶの順番は絶対に間違えないようにする.

 脳外科のドレーン管理に関しては，過去にいろんな事故が報告されています．医療安全情報では図8のように提示されているからⒶ～Ⓓの手順をしっかり確認すること．最も重要なのは「患者さん側のクランプを絶対に間違えない」ということですよ.

 間違いがないかダブルチェックすることが大切ですね.

 図9は，ドレナージ挿入中の患者さんがトイレに行った後，急激な頭痛を訴えたときの画像です.

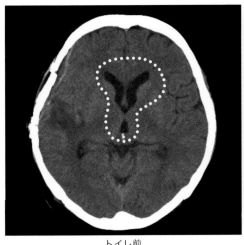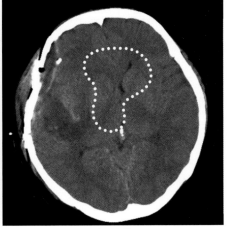

トイレ前 トイレ後

図9 トイレ後，急激な頭痛を訴えた

 脳室ドレーンのクランプが甘くなっていて，トイレ中に髄液が流れ出てしまっています．トイレ後の画像では脳室がほとんど見えなくなっているのがわかるよね．
大事には至らなかったけど，二度と起こしちゃいけません．

 ホント怖いです．だからこそ，ドレーンの原理を知っておかなければならないということですね．

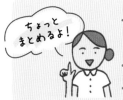 ちょっとまとめるよ！

- 髄液は細菌に弱い．だから脳外科のドレナージシステムは回路内で完結されている．その中でドリップチャンバー部分が特徴的である．
- 脳神経外科のドレナージシステムの基本は「サイフォンの原理」にある．
- サイフォンの原理は，液体に満たされた管の中を，水面の高い所から低いところへ障害物を乗り越えて導くシステムである．
- 一方で，管の中に空気が入るとサイフォンの原理は成り立たないことから，「低髄圧」等の危険を防ぐため，CVDのチャンバー部分に空気の流入口である「エアフィルター」がある．

くも膜下出血術後のドレーン管理

 今回は，患者さんの「脳室・脳槽灌流」に関して解説します．
前項のCVDと異なって，脳室・脳槽灌流は実際に行っている施設と行っていない施設があります．
目的はくも膜下腔に広がった**血液を洗い流す**ことです．
これはドレナージの目的の「血腫の排出」になるよね．
その他，水頭症を予防するための「髄液の排出」もあるし，頭蓋内圧を可視化する「モニタリング」の役割もあります．

くも膜下出血と脳出血の違い

 まず，くも膜下出血と脳出血の違いってわかる？

 どちらも出血ですよね．くも膜下で出血したものをくも膜下出血で，その他が脳出血ですか？

 そのまんまだね！（笑）でもだいたい当たっています！　脳卒中には3つ，脳梗塞，脳出血，くも膜下出血があります（図10）．脳梗塞に関しては以前に説明したね．

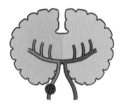 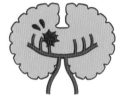 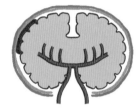

脳の血管が詰まる　　脳の血管が破綻する　　太い動脈のコブが破綻する

脳梗塞　　**脳出血**　　**くも膜下出血**

図10 脳卒中の病態は3つ

 脳梗塞には，病型3つと発症機序3つがあると伺いました．

 必ず振り返るんだよ📖．
脳出血は脳の中に入り込む細い血管の破綻．それに対し，くも膜下出血は脳の表面にある比較的太い血管にできた瘤が破裂してしまう（図11）．だから，くも膜下出血は，脳脊髄液が赤く染まるんだ．

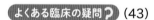 （43）

 髄液は脳全体を灌流していますよね．とすると……

 脳全体に血液が回る．

📖p.119参照

よくある臨床の疑問❓
Q&A 43

Q 脳出血とくも膜下出血．同じ出血でも何が違うか？
A 脳出血としては同じ．まず脳出血は脳の奥に向かう細い血管が破綻して起こる出血．この細い血管が詰まるとラクナ梗塞．一方，くも膜下出血は脳内ではなく，脳の表面に走っている比較的太い血管が破綻し，くも膜下腔に血液が流れ出るものをいう．

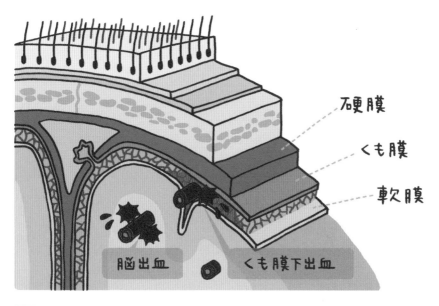

図11 脳出血とくも膜下出血
- 脳出血は脳の中に入り込む細い血管の破綻.
- くも膜下出血の大きな原因の1つが，脳の表面にある太い血管のコブが破裂すること．髄液はくも膜下を流れており，出血すると髄液全部が赤く染まる.

脳全体に血液が回ることの一番の問題は，脳血管攣縮．二番目の問題は，正常圧水頭症．水頭症は前に勉強した📖から，今回は脳血管攣縮について話しますね.

📖p.105参照

脳血管攣縮（cerebral vasospasm）について

脳血管攣縮はスパズム（spasm）ともいいます．血管が細くなってしまう現象のことをいうよ（図12）.

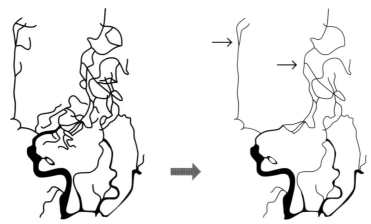

図12 脳血管攣縮（血管造影）
脳血管攣縮は術後より2～3週間程度がピーク.

どうして血管が細くなるのですか？

 正直，脳血管攣縮の原因は解明されていません．現在，原因を探るために研究している段階だけど，どうやらヘモジデリン（図13）が関与しているらしいといわれています．

一酸化窒素

●一酸化窒素は強力な血管拡張作用がある．
●これが分解されることによって血管の拡張性が失われる．

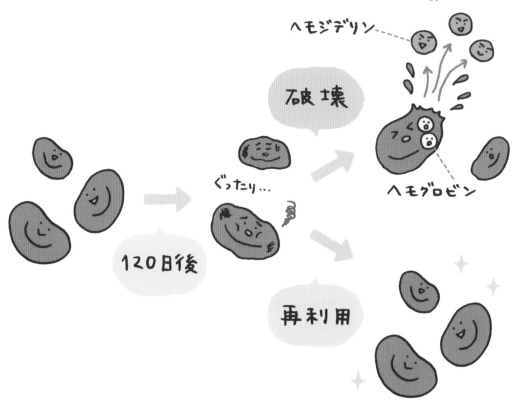

図13 ヘモジデリン
●くも膜下に流れた血液がやがてヘモジデリンとなる．
●ヘモジデリンが血管に付着すると悪さをする…といわれている．
●脳血管攣縮はヘモジデリンが原因という説が有力．

ヘモジデリンとは

・ヘモジデリンは，酸素をくっつけるヘモグロビンが変な形に壊れて再利用できなくなったもの．
・普通は，赤血球は120日くらいで寿命を迎えて，脾臓で壊されてまた再利用される．このときに，異常な形で破壊されて出てきたものをヘモジデリンという．
・脳血管攣縮は，ヘモジデリンが血管を拡張させる一酸化窒素（NO）を分解することが原因といわれている．

Column

エンドセリン

体内にはエンドセリンという物質がある．エンドセリンは血管の平滑筋に働きかけ血管を収縮させる．また血管の内皮細胞にも働きかけ，ここからは一酸化窒素が放出される．ヘモデジリンによって一酸化窒素が分解され，さらにオキシヘモグロビンが一酸化窒素と合体することによって，血管拡張作用を示す一酸化窒素が相対的に少なくなる．これが血管攣縮の原因と考えらる．

脳室・脳槽灌流の役割

 脳室・脳槽灌流でヘモジデリンを洗い流すのですか？

そう．くも膜下に広がった血液を洗い流すことによって，ヘモジデリンが出てこなくて済む状態にする（図14）．この治療は長くても2日間ぐらいで終了するよ．

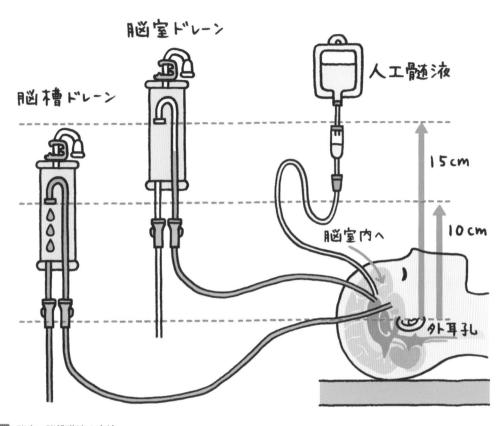

図14 脳室・脳槽灌流の方法

脳室・脳槽灌流の目的は，くも膜下腔に広がった血液を洗い流すことでヘモジデリンが出てくるのを防ぐ．
- 2本のドレーン「脳室ドレーン」「脳槽ドレーン」が必要．
- 脳室ドレーンと脳槽ドレーンに，5～10 cmの「差」を設けて人工髄液（補液のようなもの）を注入する．
- 人工髄液が脳室→モンロー孔→第3脳室→第4脳室と流れることで，血液を洗い流す．
- 最終的には，脳槽ドレーンから血液混じりの髄液が流出してくる．

よくある臨床の疑問❓ (44)

脳室・脳槽灌流の注意点

・注入する人工髄液と排出される髄液が均等になるように注意を払うこと．
・ドレーンが2本入っているが，頭蓋内圧はどこでも同じため，**図15**のように，ドレーン内の液面の位置は一緒であるはず．
・万が一，液面の高さに差が生じている場合は，どちらかのドレーンの流れが悪くなっていることを示す．

よくある臨床の疑問❓

Q&A 44

Q 脳槽とは何か？
A くも膜下の隙間（くも膜下腔）のなかでも比較的広い空間部分を脳槽という．小脳下面や大脳脚部分，橋間槽や橋前槽などがある．脳槽ドレナージで選択されるのは橋前槽が多い．

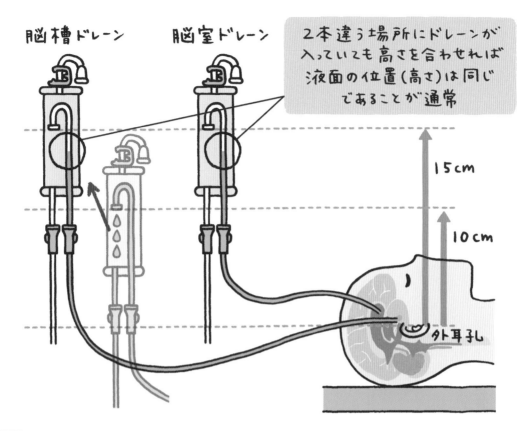

脳槽ドレーン　　脳室ドレーン

2本違う場所にドレーンが入っていても高さを合わせれば液面の位置(高さ)は同じであることが通常

15cm

10cm

外耳孔

図15 脳室・脳槽ドレーンの流れを確認する方法
● 脳室・脳槽それぞれにドレーンが入っていても，高さを合わせれば液面の位置(高さ)は同じになる.

 くも膜下出血の際に行われる治療だけどね，施設によってはこの治療を行わない施設も当然ある．その施設でどのような考えをもって治療をするかっていうのは，とても大事なことだね.

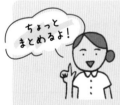 ちょっとまとめるよ！

・くも膜下出血は脳の表面に走っている比較的太い血管が破綻することで起きる.
・その原因のほとんどは動脈瘤というコブ．くも膜下出血は「脳血管攣縮」という合併症を併発することがある.
・「脳血管攣縮」の原因は未解明だが，ヘモジデリンというヘモグロビンが破綻して産出された物質が悪さをしているといわれている.
・脳内の血液を洗い流し，ヘモジデリンが出てくるのを防ぐのが「脳室・脳槽灌流」.
・脳室・脳槽灌流は，「脳室ドレーン」「脳槽ドレーン」の2本を使用する．脳室側からドレーンに人工髄液を注入し，出血した血液を洗い流して排出するという治療法.

目的別脳外科で使用されるドレーン「血腫の排出」

 脳外科で使用されるドレーンには大きく3つの目的があったよね.

 はい. 血腫の排出, モニタリング, 髄液の排出です.

 そう. 今日は血腫の排出と髄液の排出の使用例に関して勉強しよう. まず血腫の排出. 臨床でよく経験するのが慢性硬膜下血腫の術後.

 いわゆるクロサブ📝ですよね.

📝chronic subdural hematoma

 クロサブは硬膜下血腫なので硬膜下にできる. 慢性だから徐々に大きくなります.

 原因は何かありますか?

 たとえば転倒などで頭を強くぶつけたときに硬膜を栄養する血管に傷がついてじわじわと出血する. それが原因. この血腫を抜くときにドレーンが使用されます.

 つまり血腫の排出ですね.

 外に血液を出すドレーンだから「外ドレ」なんていわれたりするよ. 手術後切開した皮膚の下に血液が溜まらないようにする「皮下ドレーン」も目的は同じだよね.

目的別脳外科で使用されるドレーン「髄液の排出」

 脳外科で使用されるドレーンにはもう1つ「髄液の排出」を目的とするものもあります.

 どんなときに使用されますか?

 前に話しをしたLP📝. これもモニタリングという要素もあれば, 水頭症を予防するために髄液を排出するという側面もある. たとえばくも膜下出血後の正常圧水頭症. これも一時的に腰椎から穿刺を行って髄液を採取することもある. その他に持続的にドレーンを入れるとしたら, 急性水頭症なんかがその代表例.

📝p.97参照

 視床出血で脳室穿破したときに起こりやすいあれですね!

 そう. 水頭症に伴う頭蓋内圧の上昇を防ぐ目的で持続的にドレーンを挿入する. このときは当然ながら脳室内に流れた血液をドレージで排出する, 頭蓋内圧はどのくらいかをモニタリングする, といった目的になるよね.

 1つの目的だけのためにドレーンを挿入するということではないのですね.

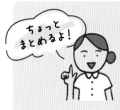

ちょっと
まとめるよ！

・脳外科で使用されるドレーンの目的は3つ！　血腫の排出，モニタリング，髄液の
　排出．
・特徴的な形のドレーン．その代表格がドリップチャンバー！
・ドレーンの開放手順と閉鎖手順は絶対に間違えてはいけない！　必ず指差し確認
　を行う！　特にAの順番は絶対に！！
・ドレーン刺入部の周りは特に清潔を心がける．外界との連絡通路は感染のリスク
　が常につきまとう．

11 高次脳機能障害の患者が見ている世界

半側空間無視と聞いて「半分が見えていないんだな」となんとなくは理解できても，「半分見えていなければ首を左右に振ることで全体を見渡せるのでは？」と考えてしまいます．また，いくら患者さんに説明したところでやっぱり理解してくれない．そんな経験をします．半側空間無視は注意障害の1つと考えられています．高次脳機能障害を理解する第1歩は「高次脳機能障害を理解する」ではなく「高次脳機能障害の世界を共有する」ことです．

 そういえばこの前，患者さんが「おなかの上の物どかして，重いから」って言うんですよ．何が重いのかなって思ったら，自分の腕なんです（図1）．

 あー．左手かな？　自分の腕を認識してなかったってことだよね．
ところで「病態失認」という言葉を聞いたことはある？

 あるような，ないような，です．

 病態失認はね，麻痺があるにもかかわらず，それを否認してしまう症状のことをいいます．患者さんの「おなかの上の物どかして，重いから」という言葉からもわかるように自分の腕ではなく，違うものがお腹の上に置かれていると思っているのです．ここから少し高次脳機能障害についてひも解いてみよう．

身体失認とは

- 右脳が障害を受けたときに生じやすい高次脳機能障害．
- 身体失認は麻痺側の注意が低下した状態で，まるで存在しないかのようなふるまいをする．
- 触ったり見せたりして患者自身に認識してもらうようにかかわる必要がある．

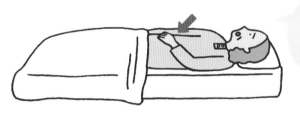

図1 身体失認の患者さん

高次脳機能障害って何?

 まず，学術用語としての高次脳機能障害と，厚生労働省が定めた高次脳機能障害との違いを整理することから始めよう．

171

> **高次脳機能障害とは**
>
> ・学術用語としての定義
>   失語・失行・失認
>   記憶障害，注意障害，遂行機能障害，社会的行動障害
> ・厚生労働省の定義
>   日常生活または社会生活に制約があり，その主たる原因が記憶障害，注意障害，遂行機能障害，社会的行動障害などの認知障害

 両者で微妙に表現が違うけど，臨床現場では学術用語のほうを基準に考えているよ．
厚生労働省の定義には社会行動障害「など」と書いていますがこの「など」の表現が重要です．

 認知障害と書いていますが，認知症の方も高次脳機能障害になりますか？

 「認知障害」と「認知症」を混同する人たちがいるけど，実は別のものだよ．
「認知障害」は高次脳機能障害に含まれていて，何かしらの脳の障害を受けた後に生じるよ．
だから発症の時期が明らか．またリハビリによって回復します．

 確かに認知症 🗒 のほうは明らかな病変というよりも，「徐々」に症状が出現するというのを聞きますよね．

 高次脳機能障害 🗒 はね，理解するのがなかなか難しいんです．
教科書で勉強してもよくわからないというのが私の印象．これまでも理解しようと思って勉強したけどダメだった．

 私もよくわからないんです．難しいというか何というか……

 たとえば今回の患者さんだけど，自分の腕の存在がわからない，認識できないという感じはなかなか想像ができないよね．

 自分の体験に置き換えることができないから，理解もしにくいんだと思います．

 なので患者さんの闘病手記なんかを読むといいよ．これから話すこともあくまで自分の解釈にすぎないから，異議がある人もいるということを前提に聞いてください．

 わかりました．

> 🗒 **認知症は**
>
> ● 発症時期が不特定．症状が徐々に出現し，不可逆的．

> 🗒 **高次脳機能障害は**
>
> ● 時期が明確．進行性の障害ではなくリハビリで改善が可能．

右脳は左脳より広い空間を認識する

 まずは復習からはじめよう．左の脳・右の脳は，それぞれどちらの手足を動かしますか？

 左の脳が右半身，右の脳が左半身です（図2）．

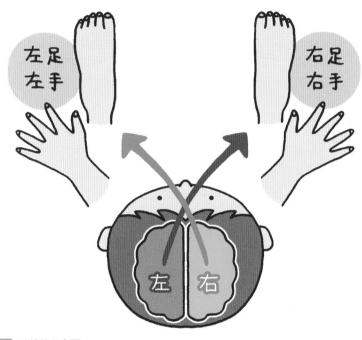

図2 脳神経の支配
● 左の脳は右半身を支配．右の脳は左半身を支配．

 そうだね．それじゃもう1つ．左の脳・右の脳はそれぞれ眼をどっちに動かす？

 左の脳は眼を右に，右の脳は眼を左に動かします（図3）．

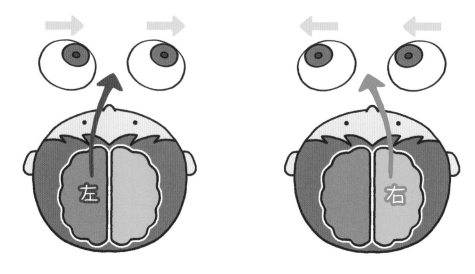

図3 脳神経の眼球の動きへの支配

そう．「4. 誰も教えてくれない眼球の動き」で話したよね．
それでは今度は，空間の認識について．

📖p.51参照

右脳・左脳の空間認識範囲

 図4のように，自分の目の前に空間が広がっているとする．こ
の空間を認識しているのはもちろん脳．これを半分ずつにして
考えてみます．

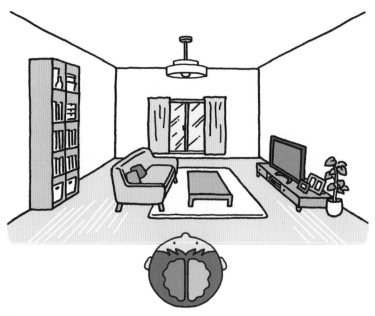

図4 目の前に空間が広がっている

左の脳は右半分の空間を認識しています（図5）.

Column

脳の進化

本来は右半球は左半分，左半球は右半分の割合だったと思われる．それが，言語を操るようになって左脳の負担が増えたことで右脳はおおよその空間認識を担当するようになったと考えられている．進化の過程なので根拠はないが，納得はできる説明である.

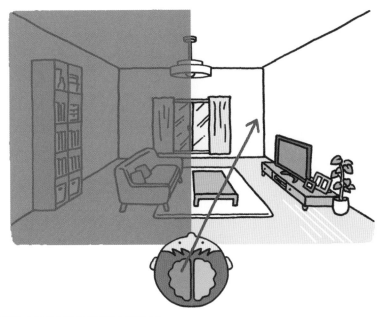

図5 左脳は右半分の空間を認識する

 どこかで聞いたことがありますね．これは手足や眼の動きと同じですね！

それじゃ右の脳は？

 やはり左半分の空間ということになりますか？

 そう思うよね．でも実は，右の脳は左半分の空間だけではなくて，右側の2/3も含めたより広い空間を認識しているんだ（図6）．とはいえやっぱり左寄りであることは確か.

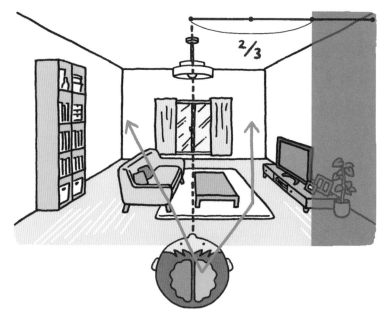

図6 右脳は左半分と右3分の2の空間を認識する

 空間認識だけ，手足や眼の動きとちょっと違いますね．

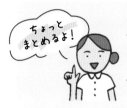

- 空間の認識も，手足や眼の動きと同様に，左の脳は右の空間，右の脳は左の空間が基本．
- ただし，右の脳は左空間だけではなく，右の空間の2/3くらいは認識している．

半側空間無視の患者さんが見ている世界
左半側空間無視と右半側空間無視

 右の脳は，左半分の空間だけでなく，より広い空間を認識する．実はこれが，「右半側空間無視」よりも「左半側空間無視」が多い理由だよ．

 確かに，臨床では左半側空間無視っていうのはよく聞くけど，右半側空間無視はあんまり聞きませんね．

 でも実際には右半側無視もあるんだよ．でも，臨床で右半側空間無視はあんまり経験しない．その理由を，もう少しだけ掘り下げて考えていくよ．

 図5のように，左の脳は右半分の空間を認識している．それじゃあ，右の脳はどうだろう？

 より広い空間ですよね．図6のように，右の脳は左半分の空間に加えて，右の2/3の空間も認識しています．

では，左の脳が損傷した人は，具体的にどれくらいの範囲の空間認識ができなくなるでしょうか？

右側の空間が認識できなくなりますが……

そう．右の空間が認識できなくなるはずだよね．でもこのとき，右の脳が元気だったら？

元気な右の脳によって，左半分の空間と，右の2/3が認識できています．

そう．たしかに全部の空間を認識できているわけじゃないけど，実際には，かなり広い範囲の空間を認識できていることになるよね．右側の1/3程度の空間は認識できない．だけどほんの一部．さっき右半側空間無視は左半側空間無視より少ないと言った理由がこれだね．

なるほど．左の脳が障害を負っても，認識できなくなる範囲が実際には狭いから，症状に気づきにくいってことですね．

空間無視の症状は必ず現れるとは限らない

では，次に右の脳が障害を受けた場合はどうなる？

より広い範囲の空間の認識ができなくなりますよね．

でも左の脳が元気だから，空間の認識は？

右半分は認識できます．

そう．図5のような状態だよね．
ちなみに，空間無視というのは，脳内のある特定の場所が障害されて出現するという関係のものではないんだ．空間の一部に注意を向けられなくなるという点で，多くの脳神経が関与している．

ということは右の脳が障害されたとしても，必ずしも全員が空間無視の症状が出るというわけでもないんですね．

そう．だから患者さんを観察して空間無視の症状が出ていないかをみることが必要なんだよ．

11

高次脳機能障害の患者が見ている世界

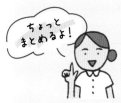

・臨床でよく経験する「左半側空間無視」．
・実は「右半側空間無視」も存在する．しかし，認識できない空間が狭いことから，気づかれにくい．
・左の脳は，右半分の空間を認識している．
・右の脳は，左半分の空間と右2/3くらいの空間を認識している．つまり右の脳は，半分以上の広い空間を認識している．
・そのため左脳が障害を受けても，より広い空間を認識している右脳が元気であれば，右の外側一部分の空間が認識されないだけにとどまる（気づかれにくい）．

半側空間無視のさまざまな症状

 ここで，右脳梗塞の患者さんの食事場面を見てみよう（図7）．

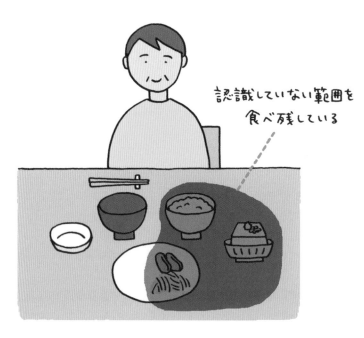

図7 右脳梗塞患者さんの食事場面

 左側の食事を食べ残していますね．

 教科書で見るような，典型的な左半側空間無視だよね．実は半側空間無視には，これ以外にもさまざまな形があるんだ．

 「主体性」と「対称依存性」（図8），そしてその「混合性」っていうのもあるよ．

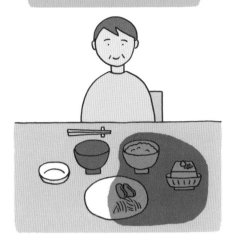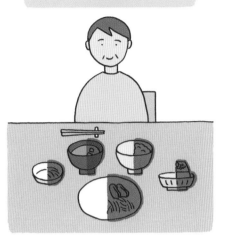

図8 半側空間無視は大きく2種類ある
- 主体性：注意を向けている空間全体の半分を認識しないこと.
- 対称依存性：注意を向けている物ごとの半分を認識しないこと.

 半側空間無視っていうカテゴリでもいろんな種類があるから，ケアの方法も変える必要がありますね.

 そうだね．主体性なら，認識している空間の範囲へ食器を移動する必要がある.
対称依存性なら，食器そのものの位置を工夫する必要があるよね（図9）.

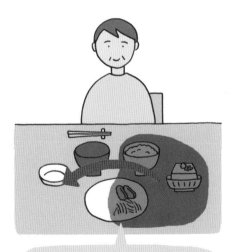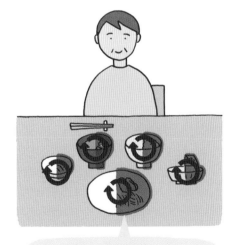

認識している空間の範囲に食器を移動する

食器を回転させる

図9 半側空間無視へのケア方法

 食器そのものの工夫ってなんですか？

茶碗やお皿を回転させるのよ．患者さんが，左手がお腹の上にあって「重いからどけて」と言ったのは，自分の左手がお腹に乗っているという認識がない，もしくは無関心ということかもしれない．これは，半側空間無視と同様に考えられます．自分の左側を認識していないということがわかります．

 やっぱり難しいですね．高次脳機能障害というのは……

 そうだよね．長い臨床経験で大事なことは，高次脳機能障害である「失行」や「失認」の種類を見つけることではなく，入院生活の中で患者さんをよく観察して，日常生活で何が考えられるか，を見つけてあげることだと思うよ．

 そうかもしれないですね．今回話を聞いて，まだまだ解明されていないことがたくさんあるということもわかりました．

 いろんな教科書や偉い人達が書いた論文や患者さんの手記を読んで，自分なりに納得のいく解釈をすることが必要だね．答えは1つじゃない．

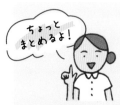

- 半側空間無視には「主体性」と「対称依存性」の2種類があるといわれる．
- さらにその混合型も見られる場合がある．
- 重要なのは患者さんがどの場面でどのような空間を認識しているか，ということ．
- 症状の理解も必要だけど，何より患者さんの世界を共有しようとすることが大事．

無数に存在する高次脳機能障害患者の看護─基本の考え方をしっかり学ぶ

半側空間無視の患者さんに対する看護の工夫

 では，図7のような場面に遭遇したら，患者さんにどうに声かけますか？

 左側を意識するように伝えます……あっ，でも左側は認識していないから無理なのかな．
では，やはり認識できる位置まで食器をずらすようにします．

 そうだね．教科書にも左側から声をかけるとか，意識してもらうようにするなんて書かれているよね．
まずはこのように（図10），大まかに患者さんの見ている世界を理解することが大切．さらに高次脳機能障害のこまかな症状は人それぞれなので個々の患者さんに合った介入方法をみんなで考えることも重要です．

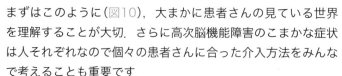

 ちなみに図10の検査は，線分抹消試験という試験．患者さんに見える線をすべて消していってもらうもの．

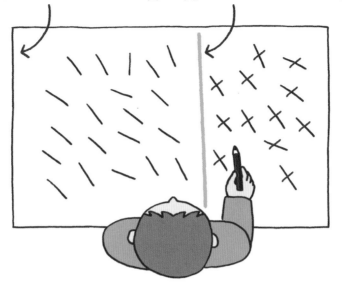

私たちにとっての左端　患者さんにとっての左端

図10 線分抹消試験
●患者に見える線をすべて消していってもらう(×にする).

 今回の試験結果をみると，患者さんは緑色のラインより右側しか見えていない(緑色のラインより右側の空間しか認識できていない)ことがわかりますね.

 つまり，患者さんにとっての左は，緑色の線かもしれない. でも私たちが考える左は机の端のほうです.
単に「左を見てください」と伝えても，患者さんにとっては緑の線が左だから，そこを見てしまうよね.

 たしかに.

 こういうときは「左」「右」とか抽象的な表現ではなく，もっと具体的に患者さんが意識できるようなことを考えます.
たとえば，ネコのぬいぐるみを置いて，「ぬいぐるみを見てください」って声をかけるとかね(図11).
ただ，それでもなかなかうまくいかないこともあるんだけどね.

Column

高次脳機能障害患者さんが見ている世界

高次脳機能障害の症状は例えて表現するのが難しい. 左といっても私たちの左と患者さんの左では大きく異なる. 患者さんが見ている世界を共有する必要があるが，困難を極める. そんなときは高次脳機能障害となった患者さんやその家族の手記を読んでみると少し理解ができるようになる.

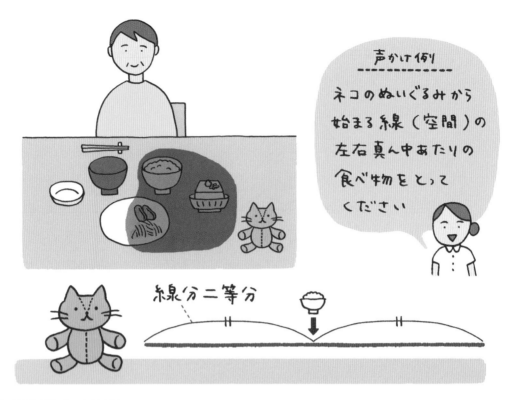

図11 空間無視患者への対応例

 答えは1つじゃないというより，それぞれの患者さんのなかにある答えを見つけなければいけないということなのですね．やっぱり難しい．

 そう．でも私たちが難しいと言っていたら，退院後に患者さんと一緒に暮らす家族はもっと大変なんです．

 だから，私たちがかかわり方のヒントを入院中に見つけ出すこと，それを家族に伝えられることが大切ですね．

神経心理ピラミッドの概要

 ところで神経心理ピラミッド（図12）を知っていますか？
こちらは2008年改訂版．今も研究が進んでいるから，これからも新しいものが発表されるかもしれません．本 📖 も出版されているから，時間があるときに読むといいですね．
このピラミッドは何を示しているか．簡単にいうと，上段がより高次な機能，下段がそれを発揮するための土台となる機能を示しています．隣り合う各階層がお互いに影響し合っているという関係です．

📖 立神粧子：前頭葉機能不全その先の戦略─Rusk通院プログラムと神経心理ピラミッド，医学書院，2010

182

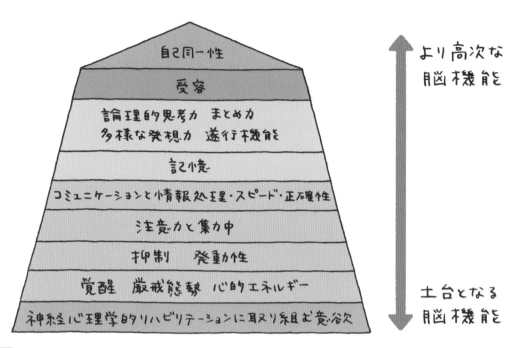

図12 ラスク研究所の神経心理ピラミッド
●認知機能の働き方の順番を下から順にピラミッド型に積み上げている.

下から1段目：神経心理学的リハビリテーションに取り組む意欲

 これは文字通り，自分が課題を克服するためにリハビリテーションに取り組むという意欲のことだよ.

 確かになんでもそうですよね. 誰かにいわれてやっても長続きしないし，やらされ感が出てしまうと一生懸命になれない.

 そうだね. やっぱり「自分がこうなりたい！」という意欲があってこそだよね.

 でも急性期での患者さんはその意識を持つなんて難しいし，どうしたらいいんですか？

 その通りだよね. この神経心理ピラミッドの前提は，退院したあと，リハビリのために通院するというプログラムの中でのことをいっています. だから発症したてのリハビリテーションには当てはまらないかもしれません. ただ考え方は急性期でも慢性期でも同じだと思うんだ.

 うーん.

 それじゃぁ日常を生活していて意欲を持てるようになるにはどうしたらいい？

 たとえばですけど，興味のないものをやるには意欲が持てないですよね.

 そうそう！ だったら，患者さんが興味の持てるようなリハビリを考える. たとえば「退院したらこうなりたい！」「健康なときはこんなことをしていた！」なんていう情報からリハビリの計画を立てるのもいいかもしれないね.

そうだなぁ．あとは目標を簡単なものにするっていうのはどうですか？　あと，褒められたらまたやろうって意欲が沸く！

そうだよね！　昨日より今日できていること，確実によくなっていることを伝える，大切な家族からの応援なんかを伝えることだっていいかもしれないよね．ここの底辺に答えはないと思っています．でも「どうやったら意欲を持ってリハビリに取り組んでくれるんだろう？」と考えることが大事だよね．

神経心理ピラミッドは下位部分からアセスメント・介入する ―下から2段目：覚醒，厳戒態勢，心的エネルギー

下から2段目の層には覚醒，厳戒態勢，心的エネルギーっていうのがあるよね（表1）．高次機能障害を考えるにはまずは下位部分からアセスメントをして介入を考えます．

表1 神経心理ピラミッド下から2段目とアセスメントのポイント

覚醒	厳戒態勢	心的エネルギー
	敵からの侵略や攻撃などに対して備える	
・傾眠か？ ・眠っているか？ ・起きているか？	・刺激に対しての反応 ・記憶の保持 ・意図した反応	・考えることへのエネルギー

考えることへのエネルギー

たとえば，心的エネルギーの「考えることへのエネルギー」ってどういう意味でしょうか．

これは推測も交じりますが，生活しているといろんな情報が入ってきます．

たとえば，車を運転すると「標識」「前方の車」「横を走っている車」「歩いている人」「歩いている人は飛び出てこないかな？」「スピードメーター」など．実は，運転の過程で次々といろんな情報を得て処理しています．その証拠に車を運転するととっても疲れます．特に頭が疲れる経験をするよね．

同時に，脳が正常な場合は，いらない情報は無意識に排除してできる限り脳の負担が重くならないように工夫されています．

たとえば同じ道を歩いたときに「あれ？　こんな物あったっけ？」と車の運転時には気づかなかった物の存在に初めて気づいたりすることがあります．それは車を運転していたとき，その物は脳にとって重要な情報ではなかった．そのため無意識に認識から排除されていたということです．

実は脳が損傷すると，この「いらないものを排除する」ってことができなくなるらしい．

損傷した脳の機能を補おうとして，他の正常部分が頑張ってフル回転してしまうという働きによるものです．つまり「考えることのエネルギー」が強くなっていることが，高次脳機能障害を示す重要なアセスメントのポイントになっています．

傾眠

 次に覚醒にある「傾眠か？」です．

たとえばね，試験勉強をしているとする．頭を使うと疲れてきて眠くなる．眠くても頑張る……けど，やがて，一生懸命考えようとしても頭が疲れて考える気にもならない．

高次脳機能障害の患者は，脳に損傷を受けているうえに，考えることへのエネルギーをより消費するため，眠さが募りやすいと考えられます．

脳出血になった脳科学者の本を読んだことがありますが，脳が損傷を受けるととっても眠いらしいです．

ちょっと話がズレるけど，図13を説明させてください．

これは脳神経の基本中の基本なんだけどさ，まず何より脳は「酸素」と「ブドウ糖」が必要です．

脳神経領域で仕事をしているとどうしても「中枢神経」をみてしまいがちです．

たとえば，やれ意識レベルだの，やれ麻痺だのとそれらばかりに意識をもっていかれがちです．

ですが，脳のエネルギーとなる「酸素」と「ブドウ糖」の供給が十分かがまず考慮されるべきで，そのためにはまず，気道（A：airway）を開通して外界から酸素を取り込まなきゃいけない．

取り込んだ酸素を血液に取り込まなければならない．これがB（breathing，呼吸）．そして，それを心臓から脳へ送らなきゃいけない（C：circulation，循環）．これを生命の維持サイクルといいます．

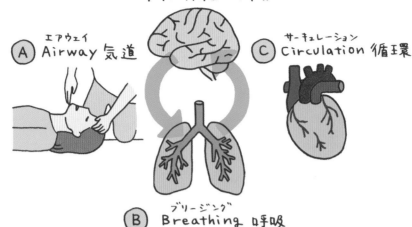

図13 救急対応の基本S-ABCD
- Sは安全.
- 必ずABCに立ち返る.
- ピラミッドを考える土台として，まず基本的なABCの安定化が必要.
- さらに栄養状態の把握も必要.

 確かに，脳がしっかり働くためには呼吸や循環がしっかりしていないと脳のエネルギー源を供給することができませんよね.

 そう．これを絶対忘れちゃダメ．意識障害があるときは脳に問題があるんじゃなくて，実は単に脳のエネルギー源となるブドウ糖が供給されていないってこともよくあることだよ.

神経心理ピラミッドによるアセスメント
―次は下から3段目：抑制・発動性

 抑制と発動性ってなんですか？

 1つの考えを説明するね．抑制困難には6つの種類がある（表2）．たとえば，わかりやすいところでいうと「イライラ症」ってのがあるよね．でもイライラっていうのは，通常だと自分でコントロールすることができる.

表2 神経心理ピラミッド下から3段目とアセスメントのポイント

抑制 抑制困難	発動性 無気力
・衝動症	・発動性の困難
・反応の調整下手	・発想法の欠如
・多動症	・自発性の欠如
・イライラ症とフラストレーション耐性低下	
・情動の洪水	
・感情の爆発または激怒症	

深呼吸をしたり，心に余裕をもったりすると「イライラ」コントロールしやすいですよね．

 そうだね．でもね，たとえば抑制や発動性の下層（覚醒，厳戒態勢，心的エネルギー）がしっかりしていないと，ちょっとしたことでもイライラのコントロールができなくなるんだ．イライラが溜まってくると，今度は情動が洪水を起こして，ちょっとしたことでも怒りが爆発してしまう．

 自分にもあてはまりますよね．この考え方．

📄**情動とは**

● 怒り，恐れ，喜び，悲しみなど比較的急速に引き起こされた一時的で急激な感情．

神経心理ピラミッドを使って看護を考える

 それじゃあ，看護ではこの神経心理ピラミッドについて，どう考える？

 まずはピラミッドの下層を安定させることが重要ですよね．

 そのとおり．たとえば下から2段目の覚醒，厳戒態勢，心的エネルギーを整える．当然，循環動態の安定も重要，栄養状態も重要．姿勢なんかは「背面開放坐位」に代表されるように，「いかに重力に背いて生活をすることが刺激になるか？」ということ．

 ただ車いすに乗っているだけではだめなのですね．ポジショニングというものですね．すぐに症状に介入しようとしていました．

 そうだよね．私もそう思っていました．でも高次脳機能障害を知れば知るほどそうじゃないってわかったの．人の行動はその人の生きてきた背景によって異なります．また人によって「経験」「記憶」「感情」「性格」が違うので，物事のとらえ方や感じ方も異なります．

 だから，高次脳機能障害の患者さんも，背景によって状態はさまざまなのですね．

 そう．高次脳機能障害の患者さんを理解するための方法の1つに「認知関連行動アセスメント（CBA）📄」といわれているものがあるよ．本📄も出てるから読むといいよ．看護を考えるときに，まずはどうしたらよいかということを点数化して教えてくれます．

📄**認知関連行動アセスメント（CBA）とは**

● 高次脳機能障害の評価方法．
● 「意識」「感情」「注意」「記憶」「判断」「病識」の6領域について，それぞれ良好，軽度，中等度，重度，最重度，の5段階で評価する．
● 合計点によって総合的に，28点以上「良好」，22〜27点「軽度」，16〜21点「中等度」，10〜15点「重度」，6〜8点「最重度」と評価する．

📄森田秋子：日常生活から高次脳機能障害を理解する─認知関連行動アセスメント＆アプローチ，第2版，三輪書店，2023

面白そうですね．今度勉強してみます．

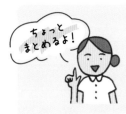

ちょっと
まとめるよ！

・高次脳機能障害の患者さんと世界を共有することが重要．

・そしてその世界はその人が生きてきた経験や記憶，感情などによって左右される
から患者によってさまざま．だから看護もさまざま．どれが正解ということはない．

・「神経心理ピラミッド」を考えてみる．ピラミッドの天井にいけばいくほど高次の機
能．

・だけど，その高次な機能ばかりに介入するのではなく，底辺部分を安定化してい
く作業が必要．

・患者さんの行動を見て，どの階層にアプローチするかを考えてみると，高次脳機
能障害の患者さんに合わせた看護が見えてくる．

12 脳の画像って看護師も覚えたほうがよいの?

脳画像はアセスメントの引き出しを増やす大事な観察項目です．血液データを見ながら患者さんの体の中で起きていることをアセスメントするのと一緒で，脳画像も見ることができるようになると，症状の裏付けをすることができます．脳画像はすべてを覚えようとするのではなく，臨床に必要なポイントを学ぶようにしましょう．

血液データをいつも確認しているのであれば脳の画像だって一緒

 これからに向けて，何か勉強しておいたほうがよいことってありますか？

 そうだね．脳の画像を見るというのはどう？

 少し興味はあったけど，まだまだ難しいと思って敬遠していました．

 そうだよね，脳画像をすべて覚えようとすると難しい．でも，血液データと同じように，アセスメントに使うポイントのみを覚えることはできるよ．

脳画像は，臨床で必要な5枚から覚える

脳画像のさまざまな撮影方法

 でも脳画像って…何からやったらいいですか？

 まずはMRIとCTの簡単な特徴から（図1）．

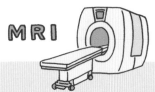 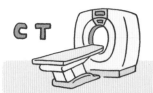

- ・より繊細な脳の画像がわかる
- ・時間がかかる
- ・磁石で撮像（金属は持ち込めない）
- ・急性期の脳梗塞がわかりやすい

- ・短時間で撮影できる
- ・出血性病変をとらえやすい
- ・放射線で撮影（被曝がある）

図1 MRIとCTの特徴

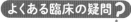

 MRIは体内金属とかに注意ですよね．ストレッチャーがくっついている写真を見たことがあります．

 MRIはいろんな撮像方法があるよ．

（よくある臨床の疑問❓）(45)

（よくある臨床の疑問❓）

Q&A 45

Q 実際に医師たちは脳画像の何を見ているか？

A 目的によっていろいろだが，大まかにはT2画像である．T2は水分が白く写る．病変の周りはむくんでいるため水分が多く白く写りやすい．

当然，脳梗塞ではDWIをみて，DWIから遅れて病変がわかるFRAIR画像と比較することで病変が新しいものか，古いものかを確認したりしている．

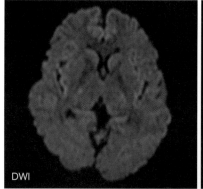 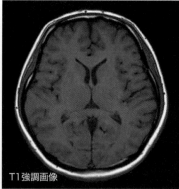 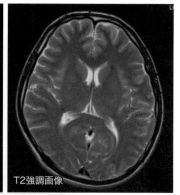

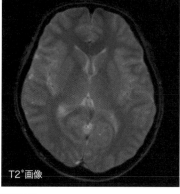 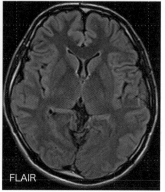

図2 MRIのいろいろな撮像方法

まずはDWIを見ることから始める．

DWIだけ覚える!

 ここでは1つだけ覚えて! ずばりDWI(ディフュージョン).
これは超急性期の脳梗塞がわかるよ. DWIは唯一骨らしきもの
が映っていなくて画像が粗い. 実際の画像がこれです(図3).

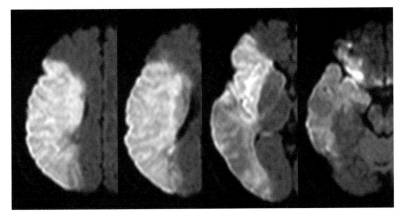

図3 DWIで撮像された脳梗塞
- DWIは骨が映らない.
- 他のMRIに比べて画像が粗い.
- 白くなっているところが脳梗塞.

 この白いところは何を表しますか?

 これは右脳梗塞です. DWIでは脳梗塞の急性期は白く発色さ
れます. 画像では白く写ることを「高吸収」, 黒く写ることを
「低吸収」っていう言い方をするよ. 医師の用語だからね, 私た
ちは「白い」「黒い」でいいと思う.

どちらが右でどちらが左か

 ところで, 写真を見るときに, どっちが右側かがわからなくな
ることがありませんか?

 患者さんは検査の台に乗って撮影をするよね. そのままが輪切
りになって出てくる. だから向かって左側が患者さんにとって
右の脳になるよ(図4).

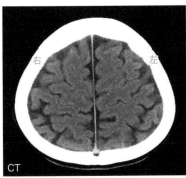
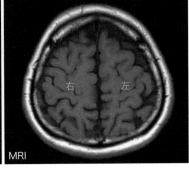
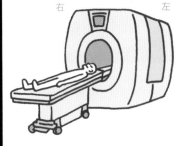

図4 脳画像の左右の見方
- 足側から輪切りの像をみるイメージ.
- 画像を見て向かって右側が患者の左側.
- 画像を見て向かって左側が患者の右側.
- 白いのが高吸収, 黒いのが低吸収.

そう言われるとわかりますね.

 脳画像は施設や病変によって異なりますが, だいたい5mmずつくらいで輪切りにするからね. 全部で25枚くらいかな？

 先生たちはどこを見ているのかがわかりません.

 そうだよね. でも私たちの仕事は病変を探すことじゃないし診断をすることでもありません. それを看護にどうやって活かすかだよね. そのことを念頭に, ここではまずは覚えておくべき画像5枚を説明するね.

脳画像①：平仮名の「ひ」を探す

 1枚目はこの全部がシワシワの画像(図5). この画像を見たら平仮名の「ひ」を探す. 逆Ω(オメガ)ともいうよ.

CT   MRI

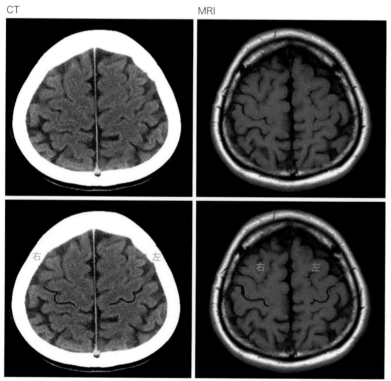

図5 平仮名の「ひ」(逆オメガサイン)を探す
脳のシワのなかから平仮名の「ひ」を探す.

 これがわかると何がいいんですか？

 これがわかるとね, 運動野と感覚野がわかる(図6). 運動野って何だったっけ？

192

運動野は運動のスタート地点．「2．手の動きがわるい？」🗐で
やりました．

🗐p.22参照

CT　　　　　　　　　　MRI

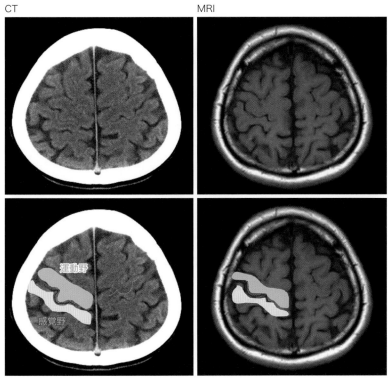

図6 「運動野」と「感覚野」の場所が
わかる
- 平仮名の「ひ」が見えたらそこが
「中心溝」．
- 平仮名の「ひ」は逆オメガサイン
ともいう．
- 逆オメガサインの前が「運動野」
で，後ろが「感覚野」．

 たとえば1つの使い方として，予後の予測ができます．これ
（図7）は何の画像かわかりますか？

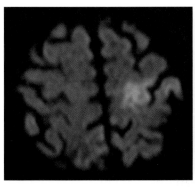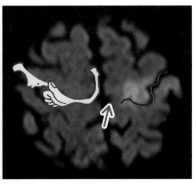

図7 中心前回の脳梗塞

 これはちょっと粗い画像で骨が映らない．DWIですか？

その通り．DWIの特徴は？

 脳梗塞部分が白く発色する．

 そうだね．矢印部分を見て．実はこの部分白くなっていないんだよね．ここは運動野でいうとどこへの出発部位だろう？

 足の部分ですよね．

でも，この患者さんは入院時に足が動かなかった．おそらく発症した時点では，脳浮腫なんかで神経が遮断されていたんだと思う．でも，入院の経過とともに足が動くようになって歩いて退院できた．

 へぇ．なんか画像を見ると脳の解剖もよくわかるような気がします．

脳画像②：カタカナの「ハ」を探す

 次，2枚目に行くよ（図8）．

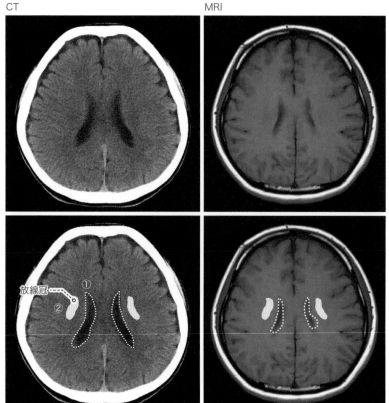

図8 カタカナの「ハ」を探す
● 「ハ」の字を探す（①）．
● ハの字に見えるところは側脳室の天井．
● ハの字の横には放線冠がある（②）．

2枚目には大きな「ハ」の字がある．この「ハ」は側脳室の天井部分．側脳室っていえば何か思い出すことは？

 側脳室は，髄液が多く産生されるところです．

 ハの字の横に放線冠と呼ばれるところがあります（図9）．

 はい．これも「2．手の動きがわるい？」📖で勉強しました．ラクナ梗塞の好発部位だったよね．あとは神経線維が束になるところだから，放線冠より前の部分で神経が遮断されると単麻痺のようになるよね．放線冠以降だと半身麻痺になりやすい．

📖p.23参照

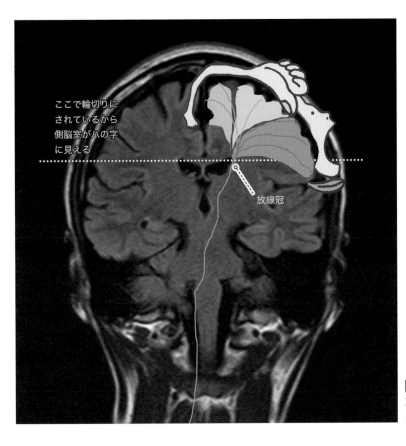

ここで輪切りにされているから側脳室がハの字に見える

放線冠

図9 「放線冠」の場所がわかる
放線冠は運動の神経線維が束になるところ．

 神経が1本の束のようになっていますからね．

 ラクナ梗塞って言われたら，ここの部分をよく見るんだよ．

12

脳の画像って看護師も覚えたほうがよいの？

脳画像③：アルファベットの「Y」を探す

 次に3枚目（図10）は「Y」を探すよ.

CT　　　　　　　　　　　　MRI

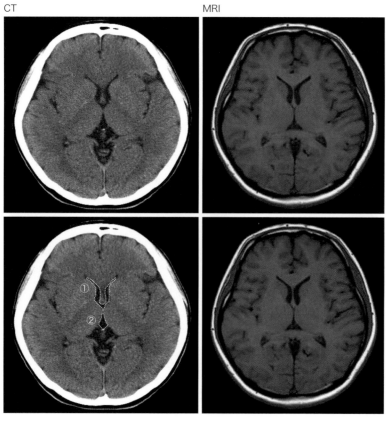

 図10 アルファベットの「Y」を探す
- 「Y」の字を探す.
- 「Y」の字は側脳室とモンロー孔（①）.
- ダイヤモンド（ひし形）に見える部分は第3脳室（②）.

 「9. 視床出血をどうみて, どう対応する？」📖で教えてもらいました. 「Y」のところは側脳室でした.

📖p.137参照

 そう, ちょうどモンロー孔が見えるよね. ダイヤモンドのように見えるところは第3脳室だよ.

 ところで, この画像がなんで重要なのですか？

 ここは基底核と視床がわかる（図11）. 基底核は前に伝えた📖ことがあると思うけど, 基底核は覚えている？

📖p.141参照

 基底核は尾状核, 被殻, 淡蒼球そして, 視床下核と黒質.

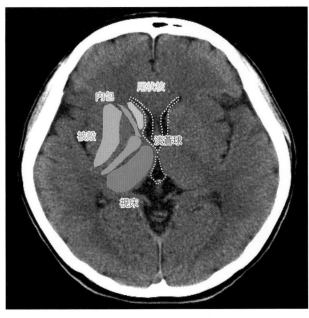

図11 ▶ 「被殻」と「視床」の場所がわかる
●「Y」の字の脇には視床と大脳基底核が見える.
●被殻と視床は出血の好発部位.
●脳出血の70%が「Y」の字の部分（被殻が40%, 視床が30%）.

 素晴らしい！　で，どんな役割をしているの？

 運動の補助です．錐体外路ですよね.

 そうだね．ここの画像で見える基底核や視床は，脳出血の約70%を占めている．脳出血と聞いたらこの場所をしっかりと観察する．そして脳室穿破ね.

 確か，水頭症に注意ですよね？

 そのとおり．内包には錐体路が通っていたよね？

 はい．ちょっとした出血でもこの内包が傷つけば麻痺が出ることになります.

脳画像④：「ネズミ」と「ニコニコマーク」を探す

 そして4枚目（図12）は……

 忘れないですよ．チューチュー中脳ですよね．何度も聞きましたから（笑）.

CT   MRI

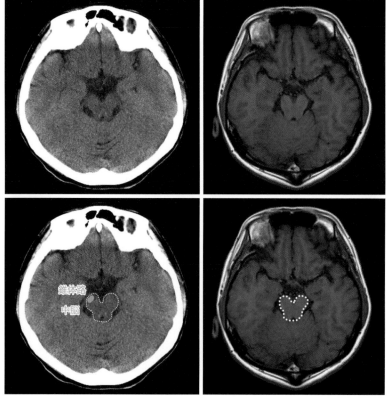

錐体路
中脳

 この画像はね，ネズミの部分は中脳だよ．

 知っています．何度も聞きましたからね（笑）．ネズミの耳の付け根から動眼神経が出ていますよね．

 あとは脳ヘルニアのとき，側頭葉内側部が中脳を圧迫します．それで動眼神経を圧迫すると瞳孔不同が起きるんだよ．側脳室下角については話したかい？

 いや，それはまだです．

 側脳室下角はニコニコマークともいわれるよ（図13）．これは水頭症のサインにもなります（図14）．
ニコニコしているからといって，ちっとも喜ばしくないことに注意だよ．

図12 「ネズミ」を探す
● ネズミが見えたらそこは「中脳」．
● ネズミの耳の付け根から動眼神経が出発📖．

📖p.51「4. 誰も教えてくれない眼球の動き」

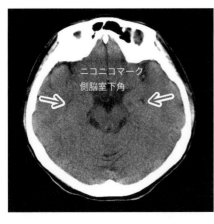

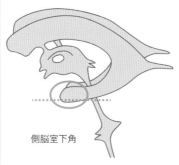

側脳室下角

図13 「ニコニコマーク」を探す
● 「ニコニコマーク」にも注目.
● 「ニコニコマーク」は側脳室下角部.
● 側脳室下角は水頭症を見極める1つのポイント.

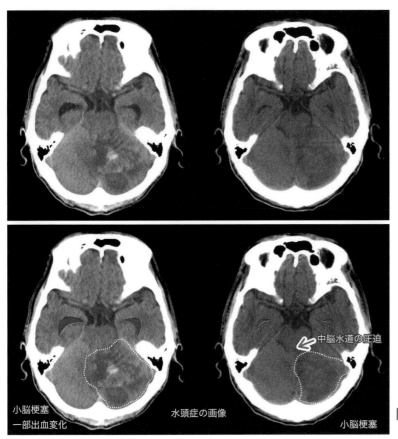

小脳梗塞
一部出血変化

水頭症の画像

中脳水道の圧迫

小脳梗塞

図14 「ニコニコ」しすぎていたら要注意

脳画像⑤：「てるてる坊主」を探す

最後の5枚目（図15）は「てるてる坊主」．小脳と脳幹部の画像で，さっきのニコニコマークにもつながっているよ．

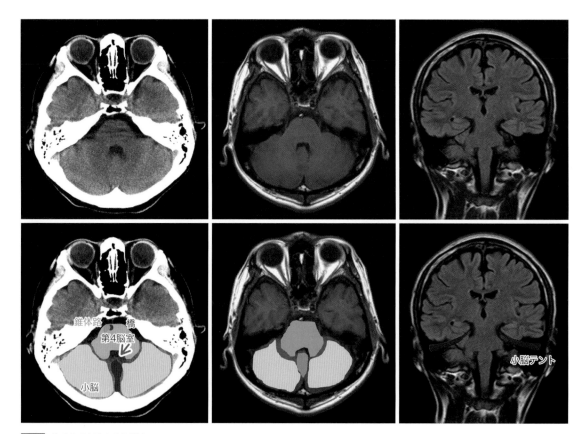

図15 「てるてる坊主」を探す
● てるてる坊主の頭は橋.
● その下のひらひらは小脳.

 どのあたりが重要でしょうか?

 小脳と脳幹を見ることだよ. ここでの脳幹は「橋」が見えるから. あと, その間には第4脳室が見えます. ここは後頭蓋窩だから, この小脳の上には小脳テントがある. ここは頭蓋骨の中でもさらに小さい空間だからね. 小脳で出血や梗塞があった場合, 容易に脳幹を圧迫してしまう.

 なるほど, それがさっきのニコニコマークなのですね. たった5枚ならなんとか覚えられそうです.

 それぞれ特徴があるから覚えやすいでしょう.

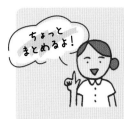

ちょっと まとめるよ！

・脳画像は血液データと一緒．脳画像がわかると「脳で何が起きているか?」を考えることができるし，予測ができる．そして症状の根拠がわかる.

・脳画像の「シワシワ」の部分では運動のスタート地点がわかる.

・脳画像の「ハの字」の部分では錐体路が束になる部分がわかる.

・脳画像の「Yの字」の部分では視床や被殻部分がわかる.

・脳画像の「ネズミ」では中脳がわかり動眼神経がわかる.

・脳画像の「てるてる坊主」では小脳と橋がわかる.

索引

欧文

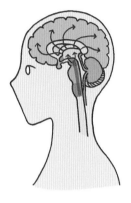

和文

■著者紹介

久松 正樹（ひさまつ まさき）

1999 年 4 月	浦河赤十字病院急性期内科病棟 勤務
2002 年 4 月	医療法人医仁会 中村記念病院 ICU 勤務
2007 年 4 月	同病院 急性期病棟 SCU 病棟主任
2014 年 4 月	同病院 回復期リハビリテーション病棟主任
2016 年 4 月	同病院 回復期リハビリテーション病棟師長
2019 年 4 月	社会医療法人医仁会 中村記念南病院回復期リハビリテーション病棟師長
2022 年 4 月	同病院 急性期病棟師長

絵でひも解く脳と神経─ケアがわかる病態生理のエッセンス

2024 年 6 月 25 日 発行

著　者 久松正樹
発行者 小立健太
発行所 株式会社 南 江 堂
〒113-8410 東京都文京区本郷三丁目42番6号
☎（出版）03-3811-7189　（営業）03-3811-7239
ホームページ https://www.nankodo.co.jp/
印刷・製本 シナノ書籍印刷
組版 明昌堂
装丁 山崎平太（ヘイタデザイン）
イラスト 楠木雪野

Pictorial Guide of Brain Function and Nervous System : the Essential
Pathophysiology for Finding the Best Care
© Nankodo Co., Ltd., 2024

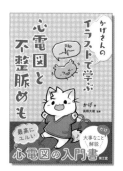
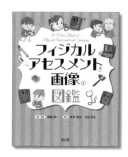
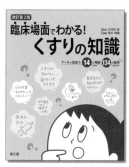
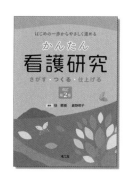
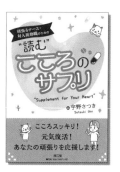
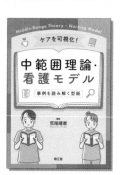